Collana
Aspetti psico-sociali della sclerosi multipla

Curatori

Maria Pia Amato
Sandro Sorbi

M.P. Amato • E. Portaccio

Costi sociali e aspetti farmacoeconomici

Volume 4

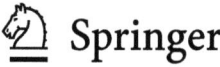

M.P. Amato
Clinica Neurologica I
Università degli Studi
Firenze

E. Portaccio
Clinica Neurologica I
Università degli Studi
Firenze

con la collaborazione di:

G. Siracusa
Clinica Neurologica I,
Università degli Studi
Firenze

V. Zipoli
Clinica Neurologica I,
Università degli Studi
Firenze

Si ringrazia SCHERING S.p.A. per avere contribuito alla realizzazione di questo volume

ISBN-10 978-88-470-0327-X
ISBN-13 978-88-470-0327-9

Quest'opera è protetta dalla legge sul diritto d'autore. Tutti i diritti, in particolare quelli relativi alla traduzione, alla ristampa, all'utilizzo di illustrazioni e tabelle, alla citazione orale, alla trasmissione radiofonica o televisiva, alla registrazione su microfilm o in database, o alla riproduzione in qualsiasi altra forma (stampata o elettronica) rimangono riservati anche nel caso di utilizzo parziale. La riproduzione di quest'opera, anche se parziale, è ammessa solo ed esclusivamente nei limiti stabiliti dalla legge sul diritto d'autore, ed è soggetta all'autorizzazione dell'editore. La violazione delle norme comporta le sanzioni previste dalla legge.

Springer-Verlag fa parte di Springer Science+Business Media

springer.it

© Springer-Verlag Italia 2005

L'utilizzo in questa pubblicazione di denominazioni generiche, nomi commerciali, marchi registrati, ecc. anche se non specificatamente identificati, non implica che tali denominazioni o marchi non siano protetti dalle relative leggi e regolamenti.
Responsabilità legale per i prodotti: l'editore non può garantire l'esattezza delle indicazioni sui dosaggi e l'impiego dei prodotti menzionati nella presente opera. Il lettore dovrà di volta in volta verificarne l'esattezza consultando la bibliografia di pertinenza.

Progetto copertina: Simona Colombo, Milano
Impaginazione: Graphostudio, Milano
Stampa: Grafiche Erredue, Cirimido (Como)

Prefazione

Gli studi di valutazione dei costi rivestono grande importanza ai fini della programmazione sanitaria per l'allocazione delle risorse economiche; essi forniscono inoltre la base per una valutazione del rapporto costi-benefici di nuove modalità di intervento terapeutico.

La sclerosi multipla (SM), per il carattere di malattia cronica ad evoluzione generalmente invalidante, a frequenza relativamente elevata - si stimano nel nostro Paese circa 50.000 casi - e per l'incidenza nella fascia di età giovanile - adulta, rappresenta il paradigma di una patologia ad altissimo impatto sociosanitario.

Tradizionalmente i costi sanitari legati a una patologia sono distinti in *costi diretti*, che derivano dai costi relativi alla diagnosi, terapia, prevenzione e riabilitazione, e *costi indiretti*, derivanti dalle perdite di produttività (in termini di giornate lavorative perse, riduzione o abbandono definitivo dell'attività lavorativa) sia da parte del paziente che del *care-giver*. A questi sono da aggiungere i cosiddetti *costi non quantificabili o intangibili*, difficilmente traducibili in termini monetari, che si riferiscono all'impatto della malattia sulla qualità della vita (QdV) del paziente e del *care-giver*. In economia sanitaria, al fine di stabilire le priorità degli interventi, la misura più spesso usata è il Quality-Adjusted Life Year (QALYs), che rapporta la QdV alla durata della stessa; pertanto il beneficio di un intervento terapeutico rispetto ad un altro si esprime in termine di QALYs guadagnati.

Una serie di studi sui costi di malattia condotti in Europa e in Nord America prima dell'ingresso sul mercato dei nuovi farmaci per la terapia della SM, hanno bene evidenziato come la SM sia una malattia con elevatissimi costi sociali, legati soprattutto alla disabilità e alla conseguente perdita di produttività dei pazienti. A partire dagli anni novanta, con l'approvazione dei nuovi farmaci per terapia della SM (interferone beta, glatiramer acetato, mitoxantrone), l'interesse della ricerca si è incentrato sulle analisi di farmacoeconomia, volte a stimare il rapporto costo-benefici con l'impiego di tali terapie.

Questo volume nasce dall'esperienza degli autori, maturata nel corso della partecipazione ai primi studi sui costi di malattia in Italia. Esso fornisce un inquadramento metodologico complessivo degli studi sui costi di malattia e sull'analisi farmacoeconomica, un panorama aggiornato della letteratura in questo settore, e una valutazione critica delle prospettive future.

Maria Pia Amato
Responsabile Settore Sclerosi Multipla
Clinica Neurologica I
Università di Firenze

S. Sorbi
Direttore
Clinica Neurologica I
Università di Firenze

Indice

1 La sclerosi multipla
M.P. Amato, V. Zipoli 1

2 Studi sui costi di malattia: aspetti metodologici
E. Portaccio, V. Zipoli 5

3 Costi di malattia: revisione degli studi europei e nord americani
M.P. Amato, G. Siracusa, E. Portaccio 13

4 Costi di malattia: revisione degli studi italiani
M.P. Amato, E. Portaccio, V. Zipoli 17

5 Studi farmacoeconomici: aspetti metodologici
E. Portaccio, M.P. Amato 25

6 Studi farmacoeconomici: revisione della letteratura
M.P. Amato, E. Portaccio 33

Conclusioni
M.P. Amato 43

Indice analitico 45

1 La sclerosi multipla

M.P. Amato, V. Zipoli

Epidemiologia e decorso clinico

La sclerosi multipla (SM) è una malattia cronica demielinizzante del Sistema Nervoso Centrale (SNC) e rappresenta la seconda più frequente causa di disabilità neurologica nel giovane adulto, dopo i traumi cranici. Le donne sono più suscettibili ad ammalarsi, con un rapporto donna: uomo di circa 2:1. La malattia esordisce nell'età più produttiva della vita, generalmente tra i 20 e i 40 anni d'età [1].

In Canada, negli Stati Uniti e nel Nord Europa la prevalenza di malattia varia da 100 a 200 casi per 100.000 abitanti. Inoltre, studi di prevalenza condotti dopo gli anni ottanta nel Sud Europa e nei Paesi del bacino del Mediterraneo tendono a confermare che anche queste regioni rappresentano aree a rischio medio-alto di malattia [2].

Sono stati identificati quattro principali tipi di decorso clinico. Il primo, recidivante-remittente (RR), rappresenta l'85-90% dei casi all'esordio della malattia. È caratterizzato da esacerbazioni acute dei sintomi neurologici seguite da un recupero parziale o completo: la frequenza media di ricaduta per paziente per anno varia in letteratura da 0,39 a 1,1. Il secondo tipo di decorso clinico, secondariamente progressivo (SP), inizia come decorso RR e, dopo 10-15 anni in media dall'esordio della malattia, evolve in un andamento secondariamente progressivo, caratterizzato dall'accumulo di disabilità irreversibile con o senza ricadute superimposte. Il terzo tipo, SM primariamente progressiva (PP), rappresenta circa il 10-15% di tutti i casi, ed è caratterizzato da un'evoluzione progressiva fin dall'esordio della malattia. Il quarto tipo, SM progressiva-remittente (PR), inizia anch'esso con un andamento progressivo, ma sono possibili occasionalmente ricadute acute. Infine, alcuni pazienti con SM hanno un decorso di malattia complessivamente benigno, caratterizzato da scarsa disabilità anche dopo una lunga durata di malattia: la frequenza di queste forme varia dal 10 al 30% dei casi, a seconda dei criteri adottati per la definizione di SM benigna [1].

Nonostante una serie di limiti ormai ben riconosciuti [3], la Expanded Disability Status Scale di Kurtzke [4] rappresenta a tuttora la scala di disabilità più utilizzata negli studi di prognosi e nelle sperimentazioni farmacologiche sulla SM. In questa scala, di tipo ordinale, che misura essenzialmente la disabilità motoria e l'autonomia nella deambulazione, il paziente riceve un punteggio variabile da 0 (esame neurologico negativo) a 10 (decesso a causa della SM), attraverso incrementi di 0,5 punti.

I principali sintomi della malattia includono deficit sensitivi, riduzione della forza e della coordinazione, spasticità, problemi visivi e altri disturbi dei nervi cranici, tremore, disturbi della articolazione della parola, depressione, problemi cognitivi, affaticabilità, disfunzioni sfinteriche e sessuali. Si possono inoltre verificare complicanze secondarie, come infezioni delle vie urinarie e respiratorie, decubiti e contratture muscolari [1]. Sia i sintomi fondamentali sia le complicanze secondarie possono avere un significativo impatto sugli aspetti clinici ed economici della malattia. Anche se la malattia non riduce in misura notevole l'aspettativa di vita dei pazienti (la sopravvivenza media è stimata attorno a 30-40 anni dall'esordio), comporta negli anni un significativo grado di disabilità e, riducendo l'autonomia funzionale del paziente, ha un impatto elevatissimo sulla qualità della vita (QdV) [5].

I nuovi farmaci

Sebbene l'eziologia della SM rimanga a tuttora sconosciuta, la patogenesi della malattia è verosimilmente autoimmune, legata a una reazione cellulo-mediata rivolta contro antigeni della guaina mielinica. Questo giustifica pertanto approcci terapeutici basati su diversi farmaci ad azione immunomodulante o immunosoppressiva [1]. Fino agli anni novanta non era disponibile nessuna terapia specificamente approvata per la SM, e la gestione del paziente, oltre al trattamento steroideo delle ricadute cliniche, era basata essenzialmente sulla terapia sintomatica, sulla fisioterapia e sul supporto psicologico e sociale.

A partire dal 1993 sono stati introdotti sul mercato nordamericano e europeo alcuni agenti immunomodulanti, quali l'interferone beta (IFNβ)-1b (Betaferon), l'IFNβ-1a (Avonex, Rebif), il glatiramer acetato (GA) (Copaxone), ed un agente immunosoppressivo, il mitoxantrone (Novantrone). Tutti questi farmaci sono efficaci nel ridurre il numero di ricadute cliniche [6-9] e sono stati approvati per il trattamento di pazienti con decorso RR. Inoltre, l'IFNβ-1b [10] e il mitoxantrone [11] sono stati approvati anche per le forme a decorso SP.

A circa 10 anni dalla loro approvazione, alcuni problemi con l'impiego dei nuovi farmaci per la SM rimangono tuttavia aperti [12].

In primo luogo, sono disponibili attualmente diversi tipi di IFNβ, che differiscono nel dosaggio, nella via e nella frequenza di somministrazione. Sulla base di studi comparativi tra diverse molecole [13-14] si considera probabile che esista una curva dose-risposta con l'uso dell'IFNβ; è possibile tuttavia che una parte dell'apparente relazione dose-risposta sia legata alla diversa frequenza di somministrazione [12]. In secondo luogo, una parte dei pazienti trattati con IFNβ sviluppa anticorpi neutralizzanti contro il farmaco. Sebbene persistano alcune incertezze circa il reale significato biologico di questi anticorpi, si ritiene che la loro presenza si possa associare a una riduzione dell'efficacia terapeutica [12]. Inoltre, nonostante due ampi studi randomizzati controllati in doppio cieco [15, 16] abbiano dimostrato che la terapia con IFNβ è in grado di ritardare il secondo episodio clinico in pazienti con sindromi clinicamente isolate, persiste incertezza circa il momento ottimale per iniziare la terapia, in particolare riguardo all'opportunità di iniziare effettivamente il trattamento al primo sintomo clinico [12]. Infine, mentre i risultati delle sperimentazioni fanno riferimento a periodi di osservazione di 2-3 anni, rimane da stabilire definitivamente in che misura le nuove terapie siano in grado di rallentare la progressione della malattia e della disabilità nel lungo termine [17].

Tutti questi aspetti hanno rilevanti implicazioni economiche. In ultima analisi, ciascuno dei nuovi farmaci è solo parzialmente efficace a fronte di costi non indifferenti. Quindi, l'approvazione di tali terapie ha suscitato problemi clinici, etici, ed economici circa il tipo di pazienti da trattare, i reali vantaggi che le terapie offrono, e quale sia il reale bilancio tra i costi e i benefici. L'analisi farmacoeconomica offre uno strumento per affrontare questi problemi e fornisce al politico sanitario alcuni importanti elementi in base ai quali stabilire la priorità degli interventi.

Bibliografia

1. Noseworthy JH, Lucchinetti C, Rodriguez M, Weinshenker BG (2000) Multiple sclerosis. N Engl J Med 343(13):939-952
2. Pugliatti M, Sotgiu S, Rosati G (2002) The worldwide prevalence of multiple sclerosis. Clin Neurol Neurosurg 104(3):182-191
3. Amato MP, Ponziani G (1999) Quantification of impairment in MS: discussion of the scales in use. Mult Scler 5(4):216-219
4. Kurtzke JF (1983) Rating neurological impairment in multiple sclerosis: an expanded disability status scale (EDSS). Neurology 33(11):1444-1452
5. Grimaud J, Auray JP, Collectif sep des villes et sep des champs (2004) Quality of life and economic cost of multiple sclerosis. Rev Neurol 160(1):23-34

6. The IFNB multiple sclerosis study group (1993) Interferon beta-1b is effective in relapsing-remitting multiple sclerosis. I. Clinical results of a multicenter, randomized, double-blind, placebocontrolled trial. Neurology 43(4):655-661
7. Jacobs LD, Cookfair DL, Rudick RA et al (1996) Intramuscolar interferon beta-1a for disease progression in exacerbating-remitting multiple sclerosis. Ann Neurol 39(3):285-294
8. PRISMS (prevention of relapses and disability by interferon beta-1a subcutaneously in multiple sclerosis) study group (1998) Randomised double-blind placebo-controlled study of interferon beta-1a in relapsing/remitting multiple sclerosis. Lancet 352(9139):1498-1504
9. Johnson KP, Brooks BR, Cohen JA et al (1995) Copolymer 1 reduces relapse rate and improves disability in relapsing remitting multiple sclerosis: results of the phase III multicenter, doubleblind, placebo-controlled trial. Neurology 45(7):1268-1276
10. European study group on interferon beta-1b in secondary progressive MS (1998) Placebo-controlled multicentre randomized trial of interferon b-1b in treatment of secondary progressive multiple sclerosis. Lancet 352(9139):1491-1497
11. Hartung HP, Gonsette R, Konig N et al (2002) Mitoxantrone in progressive multiple sclerosis: a placebo-controlled, double-blind, randomised, multicentre trial. Lancet 360(9350):2018-2025
12. Goodin DS, Frohman EM, Garmany GP jr et al (2002) Therapeutics and Technology Assessment Subcommittee of the American Academy of Neurology and the MS Council for Clinical Practice Guidelines. Disease modifying therapies in multiple sclerosis: report of the Therapeutics and Technology Assessment Subcommittee of the American Academy of Neurology and the MS Council for Clinical Practice Guidelines. Neurology 58(2):169-178
13. Panitch H, Goodin DS, Francis G et al (2002) Evidence of Interferon Dose-response: Europian North American Compartative Efficacy; University of British Columbia MS/MRI Research Group. Randomized, comparative study of interferon beta-1a treatment regimens in MS: The EVIDENCE Trial. Neurology 59(10):1496-1506
14. Durelli L, Verdun E, Barbero P et al (2002) Every-other-day interferon beta-1b versus once-weekly interferon beta 1-a for multiple sclerosis: results of a 2-year prospective randomised multicentre study (INCOMIN). Lancet 359(9316):1453-1460
15. Jacobs LD, Beck RW, Simon JH et al (2000) Intramuscular interferon beta-1a therapy initiated during a first demyelinating event in multiple sclerosis. CHAMPS Study Group. N Engl J Med 343(13):898-904
16. Comi G, Filippi M, Barkhof F et al (2001) Early treatment of Multiple Sclerosis Study Group. Effect of early interferon treatment on conversion to definite multiple sclerosis: a randomised study. Lancet 357(9268):1576-1582
17. Filippini G, Munari L, Incorvaia B et al (2003) Interferons in relapsing remitting multiple sclerosis: a systematic review. Lancet 361(9357):545-552

2 Studi sui costi di malattia: aspetti metodologici

E. Portaccio, V. Zipoli

Costi diretti, indiretti e intangibili

Gli studi di costo sociale delle malattie forniscono una chiave di lettura dell'impatto sociale di una malattia, diversa e complementare rispetto a quella dei più usuali indicatori epidemiologici di morbilità e mortalità, consentendo di metterne in evidenza il reale impatto economico. La determinazione del consumo di risorse e del deterioramento della qualità della vita (QdV), combinata alla valutazione degli indicatori epidemiologici, rende meno parziale il processo decisionale di determinazione delle priorità e quindi di allocazione delle risorse. Vista l'importanza degli studi di costo sociale delle malattie, negli ultimi anni c'è stato un crescente interesse verso il settore della farmacoeconomia, in particolare da parte di compagnie di ricerca farmaceutica, organizzazioni governative e non, come base di riferimento per la determinazione dell'allocazione di risorse e la definizione di obiettivi prioritari di ricerca.

La valutazione economica in sanità prevede l'analisi comparativa di programmi sanitari alternativi (ad esempio l'introduzione di un nuovo farmaco o di una nuova apparecchiatura diagnostica) rispetto ad una situazione pre-esistente o ad un'altra alternativa. Il confronto viene effettuato in termini di costi e conseguenze del programma. Un'analisi sanitaria è completa quando tutti questi aspetti vengono soddisfatti e quindi quando più alternative vengono confrontate e per ognuna di esse vengono valutati costi e risultati. Ci troviamo di fronte in questo caso a studi di minimizzazione dei costi, analisi costi-efficacia, analisi costi-utilità, e analisi costi-benefici. Spesso però la valutazione economica è solo parziale, considerando soltanto l'analisi dei costi o delle conseguenze di un programma, senza confrontarlo con un programma sanitario precedente o alternativo. La descrizione dei costi rappresenta quindi, da un lato una valutazione economica parziale a sé stante, dall'altro un elemento di una valutazione economica completa [1]. L'analisi dei costi riferita ad una patologia prende il nome di studio del costo di malattia (*Cost of Illness Study*, COI). Gli studi COI hanno uno scopo puramente descrittivo; in essi vengono identificate e misurate le risorse assorbite da una specifica patologia [2].

Un aspetto fondamentale delle valutazioni economiche e della descrizione dei costi è la definizione della prospettiva dell'analisi. Un programma sanitario ovvero i costi di una malattia possono essere esaminati da punti di osservazione diversi, con metodologie e risultati diversi. Possono essere calcolati dal punto di vista del singolo paziente, della famiglia, di un'azienda sanitaria locale, del Servizio Sanitario Nazionale, della società in generale (studio di costo sociale della malattia). I costi si configurano in maniera diversa a seconda del punto di osservazione stabilito; un'analisi più accurata dovrebbe includere il punto di vista più ampio possibile [3].

In economia sanitaria, i costi di malattia si dividono in due grandi categorie: costi che derivano direttamente dalla malattia e costi conseguenti al consumo di risorse non sanitarie. In entrambe le categorie vengono identificati costi diretti, cioè risorse effettivamente spese per la malattia, e costi indiretti, cioè risorse perdute, non prodotte a causa della malattia. A questi bisogna poi aggiungere i costi intangibili, derivati dall'impatto della malattia sulla QdV [4]. In generale i costi sono classificati come diretti, indiretti e intangibili (Tabella 1).

Tabella 1. Classificazione dei costi

Costi diretti	Sanitari	Esami ematochimici
		Esami strumentali
		Visite specialistiche
		Terapia farmacologia
		Degenza ospedaliera
	Non sanitari	Trasporti
		Diete particolari
		Aiuto domestico retribuito
Costi indiretti		Giorni/anni di lavoro persi dal paziente
		Giorni/anni di lavoro persi dai familiari
		Tempo dedicato all'assistenza volontaria al paziente
Costi intangibili		Deterioramento della qualità della vita (dolore, isolamento)

Costi diretti

I costi diretti si riferiscono al valore delle risorse sanitarie e non sanitarie legate ad interventi direttamente legati alla malattia e ad ogni evento ad essa associato. Includono le risorse consumate per la diagnosi, il trattamento e la riabilitazione della malattia. Sono costi diretti sanitari quelli relativi ai ricoveri, alle visite specialistiche e non, agli esami eseguiti per la malattia. Sono costi diretti non sanitari quelli relativi all'assistenza domiciliare e ai trasporti del paziente presso i luoghi di cura.

Costi indiretti

I costi indiretti si riferiscono all'impatto sociale conseguente alla riduzione o alla perdita di produzione da parte del paziente per malattie a breve termine, disabilità permanente o morte legata alla malattia. Essi comprendono infatti costi di morbilità legati alla perdita o alla riduzione della qualità della prestazione lavorativa fornita dal paziente a causa della malattia, e costi di mortalità legati alla definitiva perdita di produttività dovuta alla morte prematura del paziente a causa della patologia. In particolare, il costo indiretto viene calcolato come la somma di una perdita di guadagni di mercato e di un valore attribuito all'attività di mantenimento domestico. Questo metodo, basato sull'"approccio al capitale umano", è oggetto di critica, perché tenderebbe a sovrastimare un danno che potrebbe in realtà essere attenuato dall'assunzione di una persona non malata, disoccupata al momento dello studio. In realtà, questo approccio tende a sottostimare la reale perdita di risorse, in quanto non considera il valore legato al periodo di pensionamento, il reale rapporto tra salario e qualità del lavoro offerto dal paziente e i costi psicosociali conseguenti al dolore, al ritiro sociale e all'isolamento (parte dei costi intangibili come verrà descritto più avanti). Viene inclusa anche la perdita di produttività da parte dei familiari o di coloro che prestano assistenza al paziente. Un altro elemento che contribuisce alla determinazione dei costi indiretti è la riduzione del tempo disponibile per altre attività oltre a quelle lavorative (tempo libero).

Costi intangibili

I costi intangibili esprimono tutti gli effetti negativi provocati dalla malattia e le conseguenze degli interventi sanitari che determinano un peggioramento della QdV dei pazienti, dei familiari e/o amici. Includono il deterioramento dei rapporti sociali, il dolore, l'angoscia e l'isolamento. Questi aspetti vengono prevalentemente misurati attraverso scale di misurazione della QdV e non sono traducibili in termini monetari.

Modelli di studio

Come già accennato in precedenza, gli studi COI traducono le conseguenze negative di una malattia o di un danno in termini monetari, il linguaggio universale che regola la spinta decisionale in ambito politico. I risultati di questi studi vengono applicati per definire in termini monetari la grandezza della malattia o del danno subito, giustificare programmi di intervento, fornire informazioni utili nella guida dell'allocazione delle risorse per specifiche malattie, fornire una base per organizzare politiche sanitarie di prevenzione e controllo, fornire un modello economico per la valutazione dei programmi di intervento.

I COI si basano sul riconoscimento dei casi, l'identificazione, la misurazione e la valutazione dei costi generati dalla malattia [4]:
- il riconoscimento dei casi è solitamente effettuato consultando, ove disponibili, registri nazionali di malattia o, in alternativa, estrapolando dati da un campione più piccolo. Questa fase soffre di alcune limitazioni, legate alla difficoltà nella diagnosi, all'incompleta conoscenza della storia naturale di malattia, alla perdita di alcuni casi;
- dopo l'identificazione dei casi, il passo successivo è l'identificazione e la registrazione dei dati relativi al consumo di risorse a causa della malattia. Quale siano le risorse prese in considerazione per l'analisi viene stabilito, come già sottolineato in precedenza, dalla prospettiva della valutazione definita. A questo scopo sono generalmente utilizzate due procedure: gli studi di prevalenza e gli studi di incidenza [5]. Negli studi di incidenza vengono raccolti i dati relativi ai nuovi casi di malattia che vengono diagnosticati nel corso di un determinato periodo di tempo (generalmente un anno). Di questi casi vengono calcolati i costi con riferimento all'intera storia della malattia, dalla diagnosi alla guarigione o alla morte (studio *lifetime*). In questi studi i costi futuri e la perdita di produzione vengono attribuiti al momento di comparsa della malattia attraverso opportuni processi di attualizzazione. Negli studi di prevalenza vengono presi invece in considerazione per l'analisi i dati relativi a tutti i casi di malattia esistenti in un periodo definito di tempo (generalmente un anno). Le risorse spese (per la prevenzione, il trattamento e la riabilitazione) o perdute (come risultato di morbilità e mortalità) vengono calcolate nel corso dell'anno in questione, indipendentemente dallo stadio di malattia in cui i pazienti si trovano. Allo stesso modo viene calcolata la perdita di produttività legata all'eventuale disabilità del paziente. Nel caso di decesso nel corso dell'anno di studio, la perdita di produttività futura è calcolata basandosi sul valore attuale. La strategia basata sugli studi di incidenza ha il vantaggio di essere più precisa, calcolando una rappresentazione completa degli eventi clinico-epidemiologici di una malattia e dei relativi costi, ed è di grande utilità nelle programmazioni di servizi

sanitari e nelle investigazioni volte ad identificare misure di prevenzione, dove il beneficio viene misurato in termini di casi evitati. Per come viene calcolata, questa strategia richiede un grosso impegno informativo, essendo necessario seguire il paziente per tutto il corso della malattia e si adatta bene soprattutto a patologie di breve durata, come le malattie infettive. Gli studi di prevalenza hanno il vantaggio di prendere in considerazione le misure della spesa totale relative ad un determinato periodo di tempo per la cura della malattia; identificano le principali voci di costo per migliorare il controllo della spesa e sono particolarmente indicati per le patologie croniche, come la sclerosi multipla, nelle quali il trattamento è necessario per lunghi periodi di tempo;

- dopo l'identificazione dei casi e delle risorse consumate dalla malattia, il passo successivo è la misurazione delle "unità" di risorse usate nel singolo caso. Per quanto riguarda la misura dei costi diretti di malattia ci si avvale generalmente di due strategie alternative: l'approccio *top-down* e l'approccio *bottom-up* [5]. Nell'approccio *top-down* il punto di partenza per la stima dei costi è la disponibilità di dati aggregati, a livello nazionale, sui consumi e sui costi sanitari, suddivisi per differenti patologie. Per esempio, il numero totale di ricoveri ospedalieri è classificato secondo la frequenza delle differenti malattie. Da tali valori, conoscendo i dati epidemiologici relativa alla malattia, è possibile derivare i sottoinsiemi pertinenti alla patologia studiata. Tale metodo richiede la presenza di dati accurati sull'utilizzo delle risorse sanitarie e sulla situazione occupazionale in relazione alla popolazione di pazienti in studio. Ha il vantaggio di considerare direttamente i costi sanitari totali, evitando il rischio di sovrastimare il costo includendo più volte la stessa spesa nell'analisi. Ha delle limitazioni nel caso in cui la patologia sia di difficile riconoscimento e possa sfuggire al momento della registrazione dei costi. L'approccio *bottom-up* calcola la stima del costo di malattia applicando il costo unitario dei singoli fattori (una visita, un ricovero, ecc.) alle relative frequenze nei singoli pazienti del campione in esame. Esso presuppone un'analisi puntuale dei consumi (o una loro stima basata sull'esperienza dei clinici) e la conoscenza dei costi unitari dei singoli fattori. Questo approccio garantisce la disponibilità di informazioni precise sulla malattia ma include un alto rischio di inserire più volte lo stesso costo nell'analisi e aggiunge lo svantaggio di dover selezionare una popolazione rappresentativa dalla quale estrapolare i dati per la popolazione generale di pazienti;

- identificate e misurate le risorse consumate dalla malattia, il passo successivo è la valorizzazione delle risorse stesse. Con il termine costo-opportunità viene definito il valore che la risorsa avrebbe avuto se fosse stata utilizzata nella migliore alternativa possibile, cioè il valore che viene consumato utilizzando la risorsa nel programma stabilito. Il costo-opportunità, in condizioni di concorrenza perfetta, coincide con i prezzi di mercato. Nell'analisi del costo sociale di patologie, il contesto in cui viene realizzata la valutazione è l'ambito sanitario, che non presenta le tipiche caratteristiche di mercato. È necessario individuare quindi alcune fonti cui fare riferimento per la traduzione delle quantità rilevate in valori economici; tale necessità è fortemente influenzata dalla disponibilità di dati unitari di costo sul territorio nazionale. In assenza di una fonte omogenea a cui fare riferimento per la valorizzazione dei singoli costi le opzioni oggi disponibili sono l'utilizzo di: 1) tariffe; 2) costi unitari ricavati dalle contabilità per centri di costo delle aziende; 3) costi unitari ottenuti con una rilevazione diretta presso alcune strutture campione. L'impiego delle tariffe, pur rappresentando una scelta non ottimale in quanto non costituiscono un costo, spesso si presenta come l'unica via percorribile (si pensi alla valorizzazione degli esami strumentali e di laboratorio). La seconda alternativa ha il vantaggio di rappresentare il reale consumo di risorse, dunque i costi effettivi delle stesse piuttosto che tariffe ad esse attribuite. La contabilità per centri di costo resta però, nel nostro paese, una caratteristica solo di alcuni contesti. Pertanto, il reperimento delle informazioni risulta talvolta piuttosto difficoltoso, oltre ad esprimere, comunque, una realtà parziale e difficilmente assimilabile ai consumi e relativi costi per le prestazioni validi a livello nazionale. La terza alternativa, oltre a presentare i limiti di rappresentatività a livello nazionale della soluzione precedente, si presenta come altamente impegnativa dal punto di vista dell'indagine [5].

Valorizzazione dei costi indiretti

Nel caso della valorizzazione dei costi indiretti di malattia, compresi i costi intangibili, emergono ulteriori difficoltà. Se da un lato è relativamente semplice calcolare i costi legati alla perdita di produttività, un numero maggiore di ostacoli si incontrano nella valutazione dei costi legati alle conseguenze psicosociali della malattia, al dolore, all'isolamento, alla perdita delle relazioni interpersonali che da essa derivano. Benché il dibattito sia ancora aperto su come misurare e valorizzare i costi indiretti di malattia, attualmente sono utilizzati prevalentemente tre diversi approcci: un approccio fondato sul calcolo del capitale umano, un approccio fondanto sul principio *willingness-to-pay*, cioè su quanto il paziente sarebbe disposto a pagare per ridurre il rischio di malattia, e un approccio basato sul *friction cost*, che prende in considerazione le possibilità che la perdita di produttività venga limitata al periodo di tempo necessario al sistema per adeguarvisi [5]:
- nel caso del calcolo del capitale umano, la perdita di produzione è valorizzata utilizzando il reddito lordo da lavoro, ipotizzando che questo approssi-

mi il valore della produzione. L'individuo viene considerato come un produttore di beni o servizi, che vengono limitati o perduti a causa di disabilità (transitoria o permanente) e mortalità prematura. Questo metodo presenta però un'importante limitazione: esso tende a penalizzare le categorie sociali al di fuori del mercato del lavoro (per esempio casalinghe e anziani) o meno retribuite (ad esempio i giovani). Il costo indiretto di malattie che colpiscono prevalentemente queste categorie sociali sarebbe quindi sottostimato dall'applicazione di questo approccio;

- un metodo sicuramente meno restrittivo è quello del *willingness-to-pay*. Esso si basa sulla valorizzazione del costo di quanto il paziente sarebbe disposto a spendere per ridurre il rischio di malattia o di morte legata alla patologia. Viene calcolato attraverso l'applicazione di questionari appropriati;
- un approccio più conservativo è quello fondato sul *friction cost*. Esso prende in considerazione il fatto che la perdita di produttività è generalmente limitata al periodo necessario al sistema per adattarsi al ritiro dal mondo del lavoro del paziente. Molte aziende, per esempio, sono in grado di affrontare la possibilità di assenza per malattia senza incorrere in alti costi e/o perdite di produzione, sostituendo il lavoratore assente. Tale periodo viene definito *friction period* ed è strettamente correlato al grado di sostituibilità del lavoratore malato e al livello di disoccupazione presente nel mercato. La lunghezza complessiva del *friciton period* e l'eventuale perdita di produttività ad essa correlata, come pure i costi per l'individuazione e l'addestramento di un nuovo lavoratore, vengono presi in considerazione nel calcolo del consumo di risorse secondo questa metodologia. È un approccio sicuramente innovativo e probabilmente più preciso nello stimare il reale costo di malattia, ma è limitato dalla difficoltà nel reperire dati affidabili necessari per la stima degli aggiustamenti del mercato del lavoro.

Bibliografia

1. Gold MR, Russell LB, Siegel JE, Weinstein MC (1996) Cost effectiveness in health and medicine. Oxford University Press,
2. Cavallo MC, Tarricone R (1996) La valutazione del costo sociale delle malattie. Mecosan 17:8-16
3. Cavallo MC, Fattore G, Tarricone R (1998) Farmacoeconomia. Introduzione all'analisi costo-efficacia, costi-utilità e delle decisioni. Promopharma
4. Drummond MF, O'Brien B, Stoddardt GL, Torrance GW (1997) Cost-effectiveness analysis. In: Methods for the economic evaluation of health care programmes, 2nd ed, Oxford University Press, New York
5. Montanelli R, Gerzeli S (2001) Introduzione agli studi di costo sociale delle malattie. Reumatismo 53(1):68-74

3 Costi di malattia: revisione degli studi europei e nordamericani

M.P. Amato, G. Siracusa, E. Portaccio

Studi europei

Numerosi studi sui costi di malattia sono stati condotti a partire dalla metà degli anni ottanta in diversi paesi europei. Molti di questi studi sono stati oggetti di un'ampia revisione critica [1]. Tali studi hanno essenzialmente utilizzato un approccio di prevalenza, in base al quale venivano stimati i costi di malattia che si verificavano in un certo periodo di tempo. Per facilitare il confronto tra i diversi studi, i principali costi sono stati convertiti in $ USA, riferendosi all'anno di costo di ciascuno studio.

In Svezia [2], i costi economici della SM sono stati valutati usando un approccio di tipo *top-down*. La spesa annua per paziente è stata stimata pari a circa $ USA 26.705 e risultava essenzialmente composta dai costi indiretti, che rappresentavano il 78.7% del totale.

Altri studi hanno calcolato i costi della SM nel Regno Unito [3], in Inghilterra e nel Galles [4] e in Belgio [5]. In conformità coi risultati dello studio svedese, anche in queste indagini, i costi indiretti rappresentavano la voce principale di costo, mentre all'interno dei costi diretti il principale capitolo di spesa era quello legato all'ospedalizzazione.

Uno studio trasversale che ha coinvolto diversi paesi europei [6] ha ben evidenziato alcune differenze tra le diverse nazioni, in base a un confronto dei costi rilevati in un trimestre. Il Regno Unito mostra la spesa totale maggiore, che variava tra $ USA 5.125 e 14.622, aumentando significativamente all'aumentare del grado di disabilità del paziente. Ai costi del Regno Unito seguivano quelli rilevati in Germania, che corrispondevano a $ USA 2.772 e 5.701, e quelli stimati in Francia, che ammontavano a $ USA 1.928 e 5.678, rispettivamente per i casi con disabilità lieve e severa.

Gli studi sui costi di malattia condotti in Italia [7, 8], descritti in dettaglio nei capitoli successivi, completano il panorama europeo e confermano alcune tendenze che emergono uniformemente negli studi condotti precedentemente all'introduzione sul mercato dei nuovi farmaci per la SM.

Studi nordamericani

Nel complesso, rispetto alla letteratura europea sui costi della SM, gli studi condotti nei paesi nordamericani sono meno numerosi. Inoltre, date le profonde differenze nell'organizzazione della sanità, gli studi nordamericani appaiono in generale meno dettagliati, e si basano talora su dati verosimilmente selezionati e meno rappresentativi della realtà generale dei pazienti con SM, come ad esempio i database delle compagnie di assicurazione o della Società Sclerosi Multipla.

Lo studio condotto da Inman [9] aveva lo scopo di stimare i costi della SM che gravano sulle famiglie, ed era incentrato fondamentalmente sui costi diretti. La spesa annua delle famiglie per pazienti con SM durante un periodo di studio di 3 mesi, tendeva ad aumentare di pari passo con l'incremento della gravità della malattia, variando da $ USA 692 per i pazienti senza significativa disabilità neurologica a $ USA 2.246 per i pazienti più gravemente disabili.

Altri tre studi sui costi della SM sono stati condotti negli Stati Uniti [10-12]. Nel primo di questi studi [10], veniva analizzata la spesa nell'arco di tre anni per 165 pazienti seguiti in due Centri *Veterans Affairs*. I costi dei farmaci non venivano inclusi nello studio. Il costo per paziente per anno ammontava a $ USA 35.000, e i costi indiretti rappresentavano l'85% del totale. Nell'ambito dei costi indiretti, gli assegni di indennità e le spese per assistenza domiciliare rappresentavano rispettivamente il 43 e il 42%. Nell'arco dei 3 anni di studio si registravano 109 ospedalizzazioni, con un costo medio pari a $ USA 8.000 per ospedalizzazione. Lo studio rilevava come le disfunzioni urinarie, frequenti complicanze della malattia, fossero la principale causa di ospedalizzazione nel campione indagato. Sia i costi diretti che quelli indiretti correlavano significativamente con i punteggi di disabilità del paziente. Nella seconda indagine [11], che includeva 606 pazienti membri della Società Sclerosi Multipla nazionale, il costo annuale per paziente era stimato pari a $ USA 34.000, e la quota attribuita ai costi indiretti era pari al 57% del totale. Nel terzo studio [12] venivano utilizzati come sorgente dei dati i database amministrativi delle compagnie di assicurazione. Lo studio mostrava che i pazienti assicurati con SM risultavano essere da due a tre volte più costosi per la compagnia rispetto alla media degli altri soggetti assicurati. Il costo diretto per paziente variava da $ USA 7.677 a 11.331 a seconda del tipo di assicurazione.

Infine, lo studio di prevalenza condotto da Asche e coll. in Canada [13] utilizzava un approccio *top-down* e stimava una spesa annua per paziente pari a $ USA 13.679. All'interno della spesa totale, i costi indiretti rappresentavano circa il 62%, mentre i costi della disabilità costituivano il 70% di tutti i costi indiretti. I costi diretti rappresentavano il 37% circa dei costi totali, e l'ospedalizzazione costituiva il 71% del totale.

Indicazioni generali dagli studi sui costi di malattia

Nel complesso, nonostante le profonde differenze delle realtà sociosanitarie nei diversi Paesi europei e nordamericani, le differenze nell'impostazione metodologica degli studi e nell'approccio alla stima dei costi, alcune tendenze generali emergono con grande uniformità da tutti gli studi condotti prima dell'introduzione sul mercato dei nuovi farmaci per la SM:
- la SM è una malattia con elevati costi sociosanitari;
- i costi aumentano significativamente all'aumentare della disabilità del paziente;
- i costi indiretti, legati essenzialmente alla perdita di produttività, rappresentano la voce di costo più significativa;
- i costi diretti sono dominati dalle spese legate all'ospedalizzazione.

Gli studi condotti a partire dalla metà degli anni novanta, successivamente all'approvazione dei nuovi farmaci, saranno incentrati sull'analisi del rapporto costo-efficacia e costo-utilità, ed affrontano il problema di come, all'inevitabile incremento dei costi diretti per la spesa farmacologica, possa corrispondere un reale beneficio in termini di qualità di vita dei pazienti.

Bibliografia

1. Grudzinski AN, Hakim Z, Cox ER, Bootman JL (1999) The economics of multiple sclerosis. Distribution of costs and relationship to disease severity. Pharmacoeconomics 15(3):229-240
2. Henriksson F, Jonsson B (1998) The economic cost of multiple sclerosis in Sweden in 1994. Pharmacoeconomics 13:597-606
3. Holmes BA, Madgkick T, Bates D (1995) The cost of MS. Br J Med Econ 8:181-193
4. Blumhardt L, Wood C (1996) The economics of multiple sclerosis: a cost of illness study. Br J Med Econ 10:99-118
5. Carton H, Loos R, Pacolet J et al (1998) Utilisation and cost of professional care and assistance according to disability of patients with multiple sclerosis in Flanders (Belgium). J Neurol Neurosurg Psychiatry 64(4):444–450

6. Murphy N, Confavreux C, Haas J et al (1998) Economic evaluation of multiple sclerosis in the UK, Germany and France. Pharmacoeconomics 13:607-622
7. Amato MP, Battaglia MA, Caputo D et al for the Mu. S. I. C. Study Group (2002) The costs of multiple sclerosis: a cross-sectional, multicenter cost-of-illness study in Italy. J Neurol 249(2):152-163
8. Russo P, Capone A, Paolilo A et al (2004)Cost-analysis of relapsing-remitting multiple sclerosis in Italy after the introduction of the new disease-modifying agents. Clin Drug Invest 24(7):421-432
9. Inman RP (1984) Disability indices, the economic costs of illness and social insurance: the cost of MS. Acta Neurol Scand 101:46-55
10. Bourdette DN, Prochazka AV, Mitchell W et al (1993) Health care costs of veterans with multiple sclerosis: implications for the rehabilitation of MS. VA Multiple Sclerosis Rehabilitation Study Group. Arch Phys Med Rehab 74(1):26-31
11. Whetten-Goldstein K, Sloan FA, Goldstein LB, Kulas ED (1998) A comprehensive assessment of the cost of multiple sclerosis in the United States. Mult Scler 4(5):419-425
12. Pope GC, Urato CJ, Kulas ED et al (2002) Prevalence, expenditures, utilization, and payment for persons with MS in insured populations. Neurology 58(1):37-43
13. Asche CV, Ho E, Chan B, Coyte PC (1997) Economic consequences of multiple sclerosis for Canadians. Acta Neurol Scand 95(5):268-274

4 Costi di malattia: revisione degli studi italiani

M.P. Amato, E. Portaccio, V. Zipoli

Specificità del panorama sociosanitario in Italia

Sotto il profilo dei costi, la situazione italiana, rispetto a quella di altri paesi europei, presenta alcune specificità. Tra gli aspetti peculiari destinati a influenzare soprattutto i costi diretti, è da ricordare, in primo luogo, la coesistenza di un sistema sanitario nazionale e di un ampio settore privato, che rappresenta circa il 30% della spesa totale; in secondo luogo, le profonde modifiche realizzatesi in questo settore negli ultimi decenni, volte, da un lato, al contenimento della spesa pubblica e, dall'altro, al miglioramento dell'efficienza dei servizi; in terzo luogo, le profonde differenze esistenti tra il Nord e il Sud del Paese. Tra gli aspetti destinati invece a influenzare essenzialmente i costi sanitari indiretti, sono da considerare il tasso relativamente elevato di disoccupazione, particolarmente nelle regioni meridionali, ed il ruolo centrale svolto dalla famiglia nell'assistenza al paziente disabile. Quest'ultimo deriva sia storicamente dal modello culturale italiano, sia dalla scarsa efficienza nell'erogazione di servizi domicialiari nel nostro sistema sanitario.

Studio italiano multicentrico sui costi diretti e indiretti della SM (Multiple Sclerosis Italian Costs, Mu.S.I.C.)

Lo studio Mu.S.I.C. (Multiple Sclerosis Italian Costs) rappresenta ad ora l'indagine più completa sui costi sanitari diretti e indiretti della SM in Italia, condotta prima dell'introduzione sul mercato dei nuovi farmaci [1]. Allo studio hanno aderito 42 centri dislocati sull'intero territorio nazionale, in modo da garantire un'ampia rappresentatività della realtà dei pazienti con SM nel nostro Paese.

I principali obiettivi dello studio erano fornire una stima dei costi diretti e indiretti della malattia e valutare la correlazione tra i costi di malattia e le principali caratteristiche demografiche e cliniche dei pazienti. Non venivano invece valutati i cosiddetti "costi intangibili", oggetto di un successivo studio, promosso dallo stesso gruppo di ricerca, ancora in corso.

Sono stati reclutati pazienti afferenti consecutivamente ai centri partecipanti come pazienti ambulatoriali. I criteri di inclusione prevedevano un'età di almeno 18 anni, una diagnosi di malattia confermata e l'assenza di significativi deficit cognitivi. Almeno un quarto dei pazienti reclutati doveva inoltre avere una disabilità pari o superiore a 6 sulla EDSS.

I dati sono stati raccolti in modo prospettico nell'arco del trimestre maggio-luglio 1996. Il campione in studio risultava costituito da 552 pazienti (184 uomini e 368 donne), che rappresentavano un ampio spettro di caratteristiche cliniche della malattia per quanto riguarda la durata di malattia, il livello di invalidità e il decorso di malattia (Tabella 1).

In ogni centro, i dati venivano raccolti sia dal neurologo sia dal paziente. In particolare, il neurologo compilava, all'inclusione e al terzo mese, una scheda clinica contenente informazioni socio-demografiche, sulle caratteristiche cliniche e su alcuni costi, e, al terzo mese, anche una scheda terapeutica che conteneva informazioni sulle terapie assunte dal paziente. Il paziente, dal canto suo, compilava un diario settimanale e un riassunto mensile per l'intero trimestre di studio, contenente altre informazioni sui costi.

In particolare, i costi diretti valutati nello studio includevano i costi dell'ospedalizzazione, delle visiste del medico di base, dell'infermiere e di altre figure professionali, delle terapie farmacologiche, della terapia fisica, degli ausili (incluse le modifiche all'abitazione e all'automobile), e le spese di trasporto legate alla malattia. I costi indiretti si componevano di due voci: la prima era costituita dalle perdite di produttività sia del paziente sia del *care-giver*, in termini di giornate lavorative perse o di riduzione o abbandono definitivo dell'attività lavorativa, la seconda era invece rappresentata dall'assistenza informale, cioè non retribuita, prestata generalmente al paziente da familiari o amici nel tempo libero.

Nell'analisi economica sono stati calcolati i costi totali, diretti e indiretti sia per paziente sia per "utente" (per utente intendendosi il paziente che utilizza una specifica risorsa economica). Attraverso un'analisi della varianza si verificavano inoltre le correlazioni tra caratteristiche sociodemografiche e cliniche e andamento dei costi.

La Tabella 2 riporta i principali risultati circa l'ammontare e la composizione dei costi diretti e indiretti. I costi totali per paziente per trimestre ammontavano in media a € 5.118 ($ USA 6.469): il 78% dei costi totali era rappresentato dai costi indiretti e solo il 22% dai costi diretti. A loro volta, i costi indiretti per paziente per trimestre ammontavano a € 4.016 ($ USA 5.076): le voci di costo prin-

4 Costi di malattia: revisione degli studi italiani

Tabella 1. Caratteristiche della popolazione in studio. Da [1]

Caratteristiche socio-demografiche	N°	%
Sesso (n=552)		
Maschi	184	33,3
Femmine	368	66,7
Età (n=552)		
≤30 anni	98	17,8
31-40 anni	210	38,0
41-50 anni	148	26,8
≥ 51 anni	96	17,4
Scolarità (n=540)		
Elementari	225	41,7
Superiori	315	58,3
Stato civile (n=549)		
Celibe/Nubile	153	27,9
Separata/divorziata/vedovo	32	5,8
Coniugato	364	66,3
Situazione professionale (n=550)		
Occupato	230	41,9
Casalinga	108	19,6
Disoccupato	41	7,5
Pensionato	152	27,6
Studente	19	3,4
Area geografica (n=552)		
Nord	275	49,8
Centro	136	24,6
Sud	141	25,6
Variabili cliniche all'inclusione		
Durata di malattia (n=552)		
≤5 anni	156	28,3
6-10 anni	177	32,0
11-20 anni	156	28,3
≥21 anni	63	11,4
EDSS (n=552)		
0-1.5 (Asintomatico)	80	14,5
2.0-3.5 (Lieve menomazione)	194	35,1
4.0-5.5 (Disabile)	104	18,8
6.0- 6.5 (Deambulante con ausili)	89	16,1
≥7.0 (Costretto alla carrozzina)	85	15,4
Decorso di malattia (n=552)		
Recidivante Remittente	264	54,5
Secondariamente Progressivo	198	35,9
Primariamente Progressivo	53	9,6

EDSS, Expanded Disability Status Scale

Tabella 2. Composizione dei costi (costo medio per paziente per trimestre). Da [2]

	Costo (€)	%
Ospedalizzazioni	335	30,5
Visite	218	19,8
Test diagnostici	58	5,1
Fisioterapia	125	11,4
Ausili	234	21,2
Farmaci	45	4,1
Trasporti	87	7,9
Costi diretti per paziente	1.102	100
Perdite di produttività	2.523	62,8
Assistenza informale	1.493	37,2
Costi indiretti per paziente	4.016	100
Costo totale per paziente	5.118	

cipali erano costituite dalle perdite di produttività del paziente (48% sul totale dei costi indiretti), del *care-giver* (15%) e dall'assistenza informale (37%). Infine, i costi diretti per paziente per trimestre ammontavano a € 1.102 ($ USA 1.392). Le voci principali erano rappresentate dall'ospedalizzazione (31% sul totale dei costi diretti), dagli ausili (21%), dalle visite (20%) e dalla fisioterapia (11%). Nell'analisi delle correlazioni tra costi e caratteristiche sociodemografiche del paziente, è emerso come i costi totali fossero significativamente maggiori nel sesso maschile rispetto a quello femminile ($p<0,05$), la differenza essendo attribuibile principalmente alle maggiori perdite di produttività legate al sesso maschile. I costi totali aumentavano inoltre significativamente con l'aumentare dell'età del paziente ($p<0,0005$), mentre non si riscontravano differenze relativamente all'area geografica di appartenenza. Per quanto riguarda le correlazioni con le caratteristiche cliniche, i costi totali aumentavano significativamente all'aumentare della durata di malattia ($p<0,0005$) e, soprattutto, del grado di disabilità dei pazienti ($p<0,0005$). In particolare, i costi aumentavano di circa cinque volte nei pazienti più disabili (€ 10.140; $ USA 12.816) confrontati con quelli asintomatici (€ 1983; $ USA 2.506). Infine, i costi totali erano significativamente maggiori nei pazienti con decorso secondariamente progressivo (€ 7.709; $ USA 9.744) e primariamente progressivo (€ 8.135; $ USA 10.282) rispetto a quelli con decorso recidivante-remittente (€ 3.671; $ USA 4.640). Tra i soggetti con decorso recidivante-remittente, quelli che presentavano ricadute cliniche nel corso dello studio (circa 1 soggetto su 4) presentavano costi più elevati rispetto ai pazienti senza ricadute, la differenza essendo attribuibile ai costi dell'ospedalizzazione, delle visite neurologiche e dei farmaci.

Nonostante alcune peculiarità della situazione italiana, i risultati di questo studio confermano alcune tendenze già identificate in precedenti studi condotti in altri paesi europei [3-9]. In primo luogo, la SM si conferma essere una malattia che comporta costi elevati per la società, con un costo medio per paziente per trimestre di circa € 5.118 ($ USA 6.470). Questo costo trimestrale può essere considerato rappresentativo dei costi dell'intero anno, che, aggiustando per il livello di disabilità della popolazione generale dei pazienti, sarebbero stimati intorno a € 24.000 ($ USA 30.336) per paziente per anno. Estrapolando questi dati al numero dei pazienti, si evince un costo annuo nel nostro Paese pari a € 1.200.000.000 ($ USA 1.516.800.128). Inoltre, considerando i dati sulla storia naturale della malattia, si stima che il costo medio per una vita con SM ammonti a € 376.000 ($ USA 475.264).

Il secondo dato di rilievo è che i costi indiretti sono di gran lunga superiori a quelli diretti, di un fattore di oltre tre volte. In questo studio, l'elevata quota rappresentata dalle perdite di produttività del *care-giver* e dall'assistenza informale riflette il ruolo centrale svolto dalla famiglia nell'assistenza ai pazienti. Questo è legato sia al modello culturale italiano, sia alle difficoltà di erogazione dei servizi a domicilio del paziente, per cui i soggetti più disabili risultano largamente dipendenti dai familiari per l'assistenza. Tra i costi diretti, la voce più significativa è risultata essere l'ospedalizzazione, particolarmente nei pazienti più disabili e nei pazienti con decorso recidivante-remittente che presentano ricadute cliniche. Infine, questo studio dimostra chiaramente la stretta relazione esistente tra costi e gravità di malattia, in termini di disabilità e andamento progressivo. Questi risultati indicano pertanto l'importanza di interventi terapeutici in fase precoce di malattia, volti a ridurre il numero di ricadute cliniche e, soprattutto, a prevenire o rallentare lo sviluppo di disabilità permanente. Importanti risultano anche gli interventi del sistema sanitario volti a migliorare l'erogazione dei servizi a domicilio per i pazienti disabili e ad alleviare il carico assistenziale che attualmente grava essenzialmente sulla famiglia.

È inoltre in fase di analisi dei dati una nuova indagine sui costi della SM, condotta dallo stesso gruppo di studio, in cui è stato specificamente affrontato il problema dei costi intangibili, attraverso una valutazione dell'impatto della malattia sulla qualità della vita (QdV) sia del paziente sia del *care-giver*.

Studio italiano multicentrico sui costi diretti dopo l'introduzione dei nuovi farmaci per la SM

In seguito all'introduzione sul mercato italiano dei nuovi farmaci per la terapia di fondo della SM, è stato condotto in Italia uno studio multicentrico per analizzare come l'impiego delle nuove terapie potesse modificare l'entità ed il profilo dei costi diretti [10]. Il disegno dello studio era osservazionale e retrospettivo. Venivano analizzati i costi relativi a 630 pazienti con SM ad andamento RR in un periodo di 2 anni. Nel complesso, i costi diretti in 2 anni raggiungevano € 11.073.000 ($ USA 13.996.273). Il costo dei nuovi farmaci rappresentava circa il 77% della spesa totale, e, nell'ambito dei nuovi farmaci, l'IFNβ costituiva il 94% della spesa, con un costo pari a € 20.223 ($ USA 25.562) per paziente in 2 anni. Sebbene il glatiramer acetato e le immunoglobuline fossero a loro volta associati a un elevato livello di spesa, venivano prescritti solo nel 4% e nell'1% dei pazienti, rispettivamente. Utilizzando un'analisi di regressione multipla, la terapia con IFNβ, il livello di disabilità del paziente, il numero di giornate trascorse in ospedale, e la frequenza di esecuzione di esami di risonanza magnetica risultavano costituire i principali predittori dei costi totali diretti.

Come atteso, lo studio conferma come l'introduzione delle nuove terapie abbia prodotto un sensibile cambiamento nella gestione del paziente con SM nel nostro Paese, ed abbia comportato un consistente incremento dei costi diretti legati alle spese farmacologiche.

Studio italiano di confronto dell'assistenza ospedaliera rispetto all'assistenza domiciliare

Uno studio con disegno sperimentale è stato condotto nel nostro Paese [11] al fine di dimostrare l'efficacia del trattamento domiciliare nel migliorare la QdV dei pazienti con SM, limitando al tempo stesso le spese sanitarie. Si tratta di uno studio prospettico randomizzato controllato, con follow-up ad un anno. L'indagine ha riguardato pazienti con SM afferenti ai Centri SM e ad altre strutture sanitarie della città di Roma. Sono stati inclusi 201 soggetti randomizzati in un gruppo di intervento (133 pazienti seguiti a domicilio) ed un gruppo di controllo (68 pazienti) che riceveva la consueta assistenza ospedaliera. Gli operatori dedicati all'assistenza domiciliare costituivano un gruppo multidisciplinare, che coinvolgeva specialisti in neurologia, urologia e fisiatria, nonchè psicologi, infermieri professionali, fisioterapisti ed assistenti sociali. Per tutti i pazienti in studio venivano valutati, all'inizio e dopo un anno di osservazione, il grado di invalidità neurologica, le abilità cognitive, la fatica, il tono dell'umore e la QdV. Lo studio prendeva in considerazione unicamente i costi diretti. I costi relativi agli esami diagnostici e ai trattamenti ospedalieri ordinari, di riabilitazione, di day-hospital, venivano valutati utilizzando le tabelle italiane di rimborso ospedaliero (*Diagnosis-Related Group*, DRG). Per il gruppo di intervento, veniva calcolato il costo necessario a coprire l'organizzazione e l'attuazione dello schema di trattamento domiciliare (operatore, coordinatore, spese telefoniche, gruppo di intervento).

I dati del follow-up ad un anno di distanza dalla valutazione di base mostravano importanti differenze tra i due gruppi sia relativamente alla QdV sia relativamente alle spese sostenute, con risultati a favore del gruppo di intervento. Veniva infatti documentato un significativo miglioramento nei punteggi, riportati nel gruppo di intervento in 4 delle 8 scale della QdV (salute generale, dolore, limitazioni fisiche, energie emozionali). Lo studio mostrava inoltre un cambiamento positivo nel tono dell'umore nei pazienti trattati a domicilio. Al contrario, non si registravano differenze sostanziali tra i due gruppi nei punteggi relativi alle scale di valutazione delle disabilità fisiche.

I risultati relativi ai costi sostenuti in ciascun braccio dello studio mostravano un risparmio di € 823 per paziente nel gruppo trattato a domicilio, rispetto a quello seguito tradizionalmente. Tale differenza era imputabile soprattutto al risparmio sulle spese relative all'ospedalizzazione. Pertanto, in questo studio, un approccio di assistenza domiciliare determinava, da un lato, una riduzione della spesa sanitaria - attraverso la riduzione del numero dei ricoveri e della durata della degenza - e, dall'altro, un miglioramento significativo della QdV del paziente con SM.

Bibliografia

1. Amato MP, Battaglia M, Caputo D et al (2000) The costs of multiple sclerosis: a cross-sectional multicenter cost of illness study in Italy. J Neurol 249(2):152-163
2. Amato MP (ed) (2002) Qualità della vita. Springer Italia, Milano
3. Inman RP (1984) Disability indices, the economic costs of illness and social insurance: the cost of MS. Acta Neurol Scand Suppl 705:46-55
4. Carton H, Loos R, Pacolet J et al (1998) Utilization and cost of professional care and assistance according to disability of patients with multiple sclerosis in Flanders (Belgium). J Neurol Neurosurg Psychiatry 64:444-450
5. Holmes BA, Madgwick T, Bates D (1995) The cost of MS. Br J Med Econ 8:181-193
6. Henriksson F, Jonsson B (1998) The economic cost of multiple sclerosis in Sweden. Pharmacoeconomics 13:597-606
7. Murphy N, Confavreux C, Haas J, Konig N et al (1988) Economic evaluation of Multiple sclerosis in the U.K., Germany and France. Pharmacoeconomics 13:607-622

8. Blumhardt L, Wood C (1996) The economics of multiple sclerosis: a cost of illness study. Br J Med Econ 10:99-118
9. Henriksson F, Fredrikson S, Jonsson B (2000) Costs, quality of life and disease severity in multiple sclerosis- a cross sectional study in Sweden. Stockholm School of Economics, Stockholm
10. Russo P, Capone A, Paolilo A et al (2004) Cost-analysis of relapsing-remitting multiple sclerosis in Italy after the introduction of the new disease-modifying agents. Clin Drug Invest 24(7):421-432
11. Pozzilli C, Brunetti M, Amicosante AMV et al (2002) Health and cost effects of home-based management in Multiple Sclerosis. Results of a randomised controlled trial. J Neurol Neurosurg Psychiatry 73:250-255

5 Studi farmacoeconomici: aspetti metodologici

E. Portaccio, M.P. Amato

Valutazione del rapporto costo-efficacia e costo-utilità

Nelle ultime tre decadi, c'è stato un crescente interesse nei confronti dell'applicazione dell'analisi costo-efficacia di interventi medici-sanitari, come dimostrato dal costante aumento del numero di pubblicazioni di studi di costo-efficacia (CEA) e costo-utilità (CUA). Un motivo fondamentale alla base di questo sviluppo è che le risorse mediche sono limitate e spesso bisogna effettuare una scelta tra alternative diverse disponibili. L'obiettivo dell'analisi economica in sanità è quello di fornire un'assistenza nell'ottimizzazione nell'uso di risorse limitate, confrontando il valore in termini di costi e benefici di differenti interventi medici. Lo sviluppo di un'analisi economica sanitaria richiede uno sforzo multidisciplinare, richiedendo esperienza in ambito economico-sanitario, politico, etico, clinico e nella ricerca sulla qualità della vita (QdV).

Lo scopo delle valutazioni economiche in sanità, è quindi quello di offrire una stima dell'efficacia con cui programmi sanitari usano risorse limitate per raggiungere i loro obiettivi. Ogni valutazione economica presenta due caratteristiche comuni: il costo di un intervento è comparato con le conseguenza dell'intervento stesso; l'intervento sanitario viene esplicitamente comparato con almeno un'alternativa. Nel caso di nuove terapie, l'alternativa è generalmente il miglior trattamento disponibile al momento dell'analisi. Il confronto dei costi e benefici di due interventi alternativi, può condurre a quattro situazioni principali, come rappresentato dalla Tabella 1 [1]. Se il nuovo farmaco ha un beneficio superiore e un costo inferiore al precedente, allora si dice che il nuovo farmaco "domina" il precedente e potrebbe essere introdotto come terapia di prima linea. Al contrario, se il beneficio del nuovo farmaco è inferiore e il costo superiore a quelli del precedente con cui è confrontato, allora si dice che il vecchio farmaco "domina" il nuovo, che non dovrebbe essere quindi proposto come

Tabella 1. Possibili risultati di un'analisi di confronto tra due interventi sanitari

	Beneficio del nuovo intervento superiore	Beneficio del nuovo intervento inferiore
Costo del nuovo intervento superiore	Il beneficio del nuovo intervento ha un valore maggiore del costo?	Il vecchio intervento "domina" il nuovo
Costo del nuovo intervento inferiore	Il nuovo intervento "domina" il precedente	Il beneficio del vecchio intervento ha un valore maggiore del costo?

prima scelta. Spesso però un beneficio superiore implica un aumento della spesa; ci si trova quindi costretti a determinare se il beneficio ottenuto abbia un valore superiore rispetto all'incremento di spesa necessario per ottenerlo. Una risposta a questa domanda viene fornita dal calcolo del rapporto tra la differenza di costi e la differenza di benefici tra il nuovo e il vecchio intervento sanitario in esame. Tale rapporto esprime un "valore indice" unitario per l'intervento sanitario in studio.

Un momento fondamentale nell'analisi in sanità è la selezione di appropriate alternative da confrontare. Il "valore indice" degli interventi analizzati è assolutamente dipendente dall'alternativa con la quale viene confrontato. Sarebbe auspicabile un confronto con l'alternativa migliore (più competitiva) disponibile; questo spiega perché i trial controllati contro placebo abbiano limitate possibilità di applicazione nelle analisi di costo-efficacia. Un altro elemento importante è la dichiarazione esplicita della prospettiva presa in considerazione al momento dell'analisi. Essa determina il tipo di costi e di obiettivi sanitari da valutare nel corso dell'analisi.

Esistono molte forme di valutazioni disponibili, ma le più comunemente usate sono quattro: l'analisi di minimizzazione dei costi, l'analisi costo-efficacia, l'analisi costo-utilità, l'analisi costo-beneficio (Tabella 2).

Tabella 2. Tipi di valutazione economica più comunemente utilizzati in farmacoeconomia

Minimizzazione dei costi	I 2 interventi confrontati sono equivalenti
Costo-Efficacia	Un intervento terapeutico è superiore all'altro L'effetto è misurato in unità naturali
Costo-Utilità	Un intervento terapeutico è superiore all'altro L'effetto è misurato in anni di vita aggiustati per qualità di vita
Costo-Beneficio	Un intervento terapeutico è superiore all'altro L'effetto è misurato in termini monetari

Analisi di minimizzazione dei costi

L'analisi di minimizzazione dei costi è il metodo di valutazione più semplice disponibile [2]. È appropriato quando i due interventi confrontati hanno dimostrato di avere la stessa efficacia e di produrre lo stesso tipo di beneficio, di essere, cioè, clinicamente equivalenti. Per la definizione dell'equivalenza dei 2 interventi terapeutici, sono considerati come *gold standard* i trial randomizzati e controllati. Studi clinici volti alla dimostrazione di equivalenza tra 2 farmaci sono effettuati piuttosto raramente, per cui la fonte più comunemente utilizzata per questo tipo di analisi è rappresentata dagli studi di superiorità, nel caso in cui una superiorità statisticamente significativa di un farmaco rispetto ad un altro non emerga. Una volta che l'equivalenza tra i due interventi terapeutici sia stata stabilita, vengono confrontati direttamente i costi degli interventi terapeutici stessi. Nell'analisi possono comunque essere presi in considerazione altri tipi di costo, come per esempio quelli necessari per la somministrazione del farmaco o per l'esecuzione di eventuali esami per il monitoraggio degli effetti collaterali.

Costo-efficacia (CEA)

Nella CEA, le conseguenze di un programma sanitario sono valutate usando indicatori di salute osservabili, come, nel caso della sclerosi multipla, il tasso di ricadute, i giorni liberi da disabilità, o i giorni liberi da sintomi [3]. Gli indicatori di salute sono lasciati nelle loro unità naturali, per esempio la mortalità o la morbilità di una malattia. Spesso questi indicatori sono proprio quelli adottati nei trial clinici. L'obiettivo dell'analisi è determinare quale alternativa produca i benefici migliori in termini di riduzione degli indicatori negativi, e quale alternativa costi meno. Nei CEA viene quindi calcolato in prima istanza, per ogni intervento terapeutico, il rapporto costo efficacia, che definisce il costo per unità di beneficio prodotta dall'intervento stesso. Questo rapporto è espresso dalla formula:

$$\text{Cost Effectiveness Ratio (CER)} = \text{CostA}/\text{EffectA}$$

Nella maggior parte dei casi è più utile ai fini dell'analisi calcolare il "costo netto" di un intervento, cioè il suo costo e il suo beneficio confrontati con quelli dell'alternativa presa in considerazione nell'analisi. Viene quindi definito il *marginal CER*, che si riferisce al cambio nei costi e benefici determinato dalla contrazione di un'unità di servizio di un particolare intervento terapeutico. Questo viene espresso dalla formula:

$$\text{Marginal CER} = (\text{Cost n x A} - \text{Cost n-1 x A})/(\text{Effect n x A} - \text{Effect n-1 x A})$$

L'*incremental CER* rappresenta invece il cambio nei costi e benefici sanitari derivante dal confronto di un intervento terapeutico con l'altro. Viene espresso dalla formula:

Incremental CER= (CostA - CostB)/(EffectA - EffectB)

Come già sottolineato in precedenza, spesso un maggior beneficio di un farmaco implica un aumento della spesa. La domanda alla quale bisogna rispondere in questo caso è se il vantaggio guadagnato superi il valore del costo addizionale. L'uso dell'*incremental CER* è di cruciale importanza nel trovare una risposta a questa domanda.

La CEA è l'analisi più frequentemente utilizzata in farmacoeconomia: i CER sono generalmente piuttosto semplici da calcolare, e sono spesso espressi in termini di unità di misura frequentemente adottate negli studi clinici. Essa presenta però alcune limitazioni. Innanzitutto non è applicabile nei casi in cui vengano confrontati trattamenti per malattie diverse, nelle quali l'unità di misura del beneficio apportato dalla terapia non è lo stesso. Inoltre gli effetti di un intervento terapeutico sono misurati solo in una dimensione. Nel caso venga presa in considerazione una valutazione multidimensionale delle conseguenze di un trattamento, trova indicazione l'applicazione di studi di costo-utilità.

Costo-utilità (CUA)

La CEA è utile nel caso esista una sola dimensione verso la quale misurare le conseguenze di un intervento sanitario (ad esempio il tasso di ricadute nel caso della sclerosi multipla). Comunque, spesso i programmi sanitari producono modificazioni in dimensioni diverse. È problematico quindi in questi casi stabilire quale intervento sia migliore, quando questo risulti superiore rispetto ad un altro per una dimensione, risultando invece inferiore per una dimensione diversa. Si rende pertanto necessaria la determinazione dell'importanza relativa di diverse dimensioni. Per tenere in considerazione questi fattori e, soprattutto, quando uno degli scopi principali dell'analisi è la valutazione del miglioramento in termini di QdV, viene utilizzata la CUA [4]. L'obiettivo della CUA è identico a quello della CEA, in quanto mira anch'essa a determinare quale intervento produca il più grande beneficio a parità di spesa. A differenza della CEA però, la principale caratteristica della CUA è la misura delle conseguenze dell'intervento analizzato in termini di "utilità". Esiste tuttora un disaccordo tra gli economisti nel definire l'esatto significato del termine "utilità". In questo contesto, l'utilità si riferisce alle preferenze individuali verso un particolare stato di salute in condizioni di incertezza. Questa preferenza viene misurata con un punteggio compreso tra 1 (rappresentativo del pieno stato di salute) e 0 (morte del paziente). Stati peggiori della morte avranno un'utilità minore di 0. Una serie di metodi vengono utilizzati per la quantificazione dell'utilità: solitamente vengono applicate scale multidimensionali per la misura della QdV (come l'EuroQoL, la SF-36)

[5, 6]. I punteggi ottenuti vengono successivamente combinati con informazioni sulla durata dello stato di salute per calcolare gli anni di vita attesi "aggiustati" per qualità (*Quality-Adjusted Life Years*; QALYs). Come nella CEA, nella CUA vengono calcolati i CER; in questo caso, nelle formule descritte in precedenza, l'effetto di un intervento terapeutico viene misurato in QALYs.

Analisi costo-beneficio

Nelle analisi costo-beneficio, ogni obiettivo sanitario è convertito in unità monetarie. Quindi, ad indicatori quali i QALYs deve essere assegnato un valore monetario. Le controversie e le difficoltà relative all'attribuzione di un valore ad obiettivi in termini di salute ne hanno limitato l'uso nell'analisi economica in medicina [4].

I modelli sanitari

Prima di intraprendere un'analisi economica è necessaria la dimostrazione dell'efficacia clinica dell'intervento sanitario in esame. Le migliori fonti disponibili sono i trial clinici randomizzati e controllati. I trial però, sono disegnati spesso tralasciando gli aspetti economici, cosicché parametri chiave per le valutazioni economiche sono generalmente assenti. Per esempio, un'omissione frequente negli studi randomizzati controllati è la raccolta di informazioni sul consumo di risorse e sui costi. Inoltre, una considerazione importante nella stima del rapporto costo-efficacia riguarda ciò che accade al di fuori del tempo di osservazione stabilito nei trial. Per esempio, nel caso della SM, la terapia con interferone potrebbe rallentare la progressione della malattia, ma le evidenze pubblicate si riferiscono solo a studi a breve termine. È necessario quindi un metodo per valutare l'effetto della progressione di malattia, per limitare il bias nell'analisi di costo-efficacia. Per ovviare a questo problema, le CEA e le CUA possono essere estese attraverso l'applicazione di modelli [7]. Il modello è stato descritto come una via di rappresentare la complessità del mondo reale in una forma più semplice o comprensibile. Ciò implica la costruzione di un modello matematico che descriva la storia naturale della malattia, l'impatto degli interventi applicati sulla storia naturale della malattia stessa, e i risultati in termini di costi e obiettivi raggiunti. Le tecniche con le quali questi modelli vengono costruiti più comunemente utilizzati in letteratura sono l'estrapolazione, l'analisi decisionale, il modello di Markov e le simulazioni di Monte Carlo:
- nell'estrapolazione, i risultati di un trial con breve follow-up vengono estrapolati oltre il termine del trial stesso, considerando vari scenari possibili, alcuni più ottimistici, nei quali i benefici legati ad un intervento sanitario vengono ipotizzati essere costanti nel tempo, e altri più conservativi, nei

quali i benefici dell'intervento sanitario sono considerati limitati al tempo di follow-up dello studio;
- l'analisi decisionale è un approccio sistematico per valutare il costo relativo e le conseguenze di una o più possibilità terapeutiche. È particolarmente appropriato quando il problema da risolvere prevede eventi nei quali deve essere effettuata una scelta dicotomica in un breve arco di tempo. Viene costruito un albero decisionale, un diagramma che inizia con una scelta terapeutica e prosegue esplorando potenziali costi e benefici derivanti da alternative terapeutiche diverse (Fig. 1);
- nel caso di malattie complesse, che implicano eventi ricorrenti nel tempo o che prevedono una transizione da uno stato di salute ad un altro, l'analisi decisionale risulta assolutamente poco maneggevole, e viene pertanto preferito l'utilizzo del modello markoviano. Il modello di Markov è costituito da un numero ben definito di possibili "stati di salute"; questi devono essere definiti per ogni singola malattia e deve essere stabilito il modo in cui un paziente possa transitare da uno stato ad un altro. Viene inoltre definita la "lunghezza del ciclo" del modello, cioè l'unità di tempo che il paziente può trascorrere in uno stato di salute prima di passare in un altro. La probabilità di transitare da uno stato ad un altro è definita "probabilità di transizione"; questa può cambiare nel tempo e deve essere stabilita per ogni possibile transizione nel modello. Il modello di Markov viene quindi valutato calcolando la proporzione di pazienti in ogni stato di salute in ogni ciclo ed attribuendo un costo e un beneficio ai pazienti negli stati di salute occupati (Fig. 2).

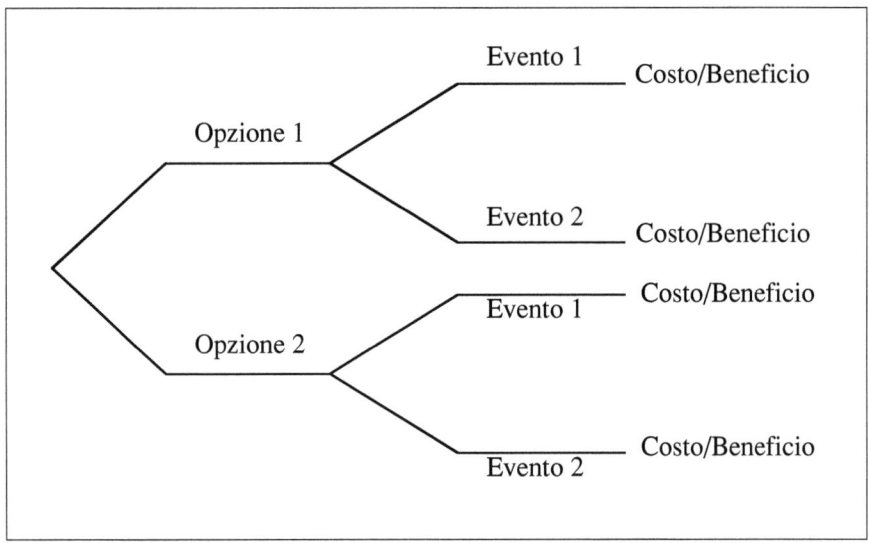

Fig. 1. Esempio di un semplice albero decisionale

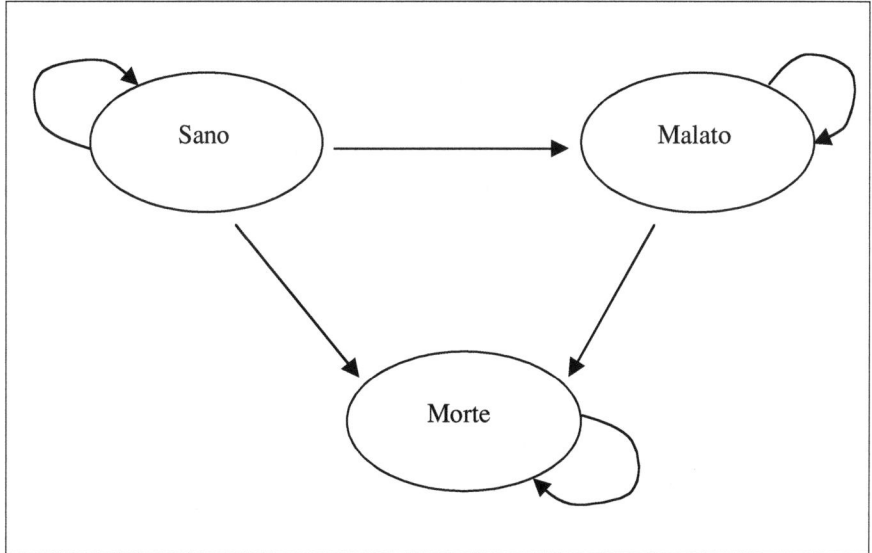

Fig. 2. Esempio di un semplice modello markoviano

Il modello markoviano è frequentemente utilizzato nelle valutazioni farmacoeconomiche, soprattutto in seguito alle numerose richieste di valutazioni di costo-efficacia da parte di organizzazioni come il National Institute for Clinical Excellence (NICE) nel Regno Unito e le Health Maintenance Organizations (HMOs) negli Stati Uniti;
- un'alternativa per calcolare i costi e i benefici di un'opzione terapeutica in grandi coorti di pazienti è la simulazione di Monte Carlo. Come nel modello di Markov, anche nella simulazione di Monte Carlo vengono definiti precisi stati di salute e probabilità di transizione. Nella simulazione di Monte Carlo però, in base alla probabilità di transizione e al risultato di un generatore casuale di numeri, per ogni paziente viene costruito un percorso fino a che il paziente stesso non arriva allo stato di salute ultimo previsto dal modello. Questo processo viene ripetuto per ogni paziente in coorti solitamente molto grandi (anche 10.000 casi), fornendo così una distribuzione di tempi di sopravvivenza e relativi costi. I valori medi dei costi e dei benefici ottenuti con questo modello sono molto simili a quelli che avremmo calcolato applicando il modello di Markov. La simulazione di Monte Carlo fornisce però anche una distribuzione di frequenza e stime della varianza, che permettono di valutare il livello di incertezza dei risultati del modello stesso. Infatti, la simulazione di Monte Carlo viene spesso utilizzata per ottenere un'analisi di sensibilità dei risultati derivanti dall'applicazione del modello di Markov.

Per il crescente interesse verso l'analisi economica in ambito sanitario e per la frequente disponibilità di dati derivanti da studi clinici di breve durata, l'uso dei modelli sanitari è in costante sviluppo. Comunque rimangono ancora molte perplessità circa l'interpretazione dei risultati forniti dalle indagini basate sulla costruzione di modelli. Affinché queste vengano largamente accettate, devono essere ancora proposti studi di validazione pubblica e devono essere sviluppati standard ottimali da applicare nella loro costruzione.

Bibliografia

1. Holloway RG (1996) Cost-effectiveness analysis: what is it and how will it influence neurology. Ann Neurol 39(6): 818-823
2. Newby D, Hill S (2003) Use of pharmacoeconomics in prescribing research. Part 2: cost-minimization analysis—when are two therapies equal? J Clin Pharm Ther 28(2):145-150
3. Lopert R, Lang DL, Hill SR (2003) Use of pharmacoeconomics in prescribing research. Part 3: Cost-effectiveness analysis—a technique for decision-making at the margin. J Clin Pharm Ther 28(3):243-249
4. Brinsmead R, Hill S (2003) Use of pharmacoeconomics in prescribing research. Part 4: is cost-utility analysis a useful tool? J Clin Pharm Ther 28(4):339-346
5. EuroQol Group (1990) EuroQol-a new facility for the measurement of health-related quality of life. Health Policy 16:199-208
6. Ware JE Jr, Sherbourne CD (1992) The MOS 36-item short-form health survey (SF-36). I. Conceptual framework and item selection. Med Care 30(6):473-483
7. Lang DL, Lopert R, Hill SR (2003) Use of pharmacoeconomics in prescribing research. Part 5: modelling – beyond clinical trials. J Clin Pharm Ther 28(5):433-439

6 Studi farmacoeconomici: revisione della letteratura

M.P. AMATO, E. PORTACCIO

Introduzione

Tra i farmaci recentemente approvati per la terapia di fondo della SM, la grande maggioranza degli studi condotti a tuttora hanno focalizzato sull'interferone beta (IFNβ)-1b ed -1a impiegati nella terapia di pazienti con decorso recidivante-remittente (RR) e secondariamente progressivo (SP). La maggior parte delle indagini pubblicate hanno utilizzato tecniche basate sull'eleborazione di modelli economici o, meno frequentemente, si sono basate su studi di popolazione. I principali problemi metodologici negli studi di farmacoeconomia sono stati oggetto di ampie revisioni in letteratura [1, 2]. Inoltre, una revisione sistematica degli studi costo-efficacia pubblicati fino al 1999 è stata condotta da Clegg e coll. [3]. In tale analisi, la validità di ogni studio è stata giudicata in base all'adeguatezza delle fonti di dati utilizzate per ricavare i costi e i benefici, alla presenza di analisi statistiche per testare la validità delle assunzioni in studio, e alla considerazione del rischio di fondo della popolazione trattata nella stima dei costi e dei benefici.

La Tabella 1 sintetizza i principali aspetti metodologici relativi agli studi farmacoeconomici.

Interferone beta

In Inghilterra, Parkin e coll. [4, 5] hanno pubblicato uno studio che confrontava la terapia con IFNβ-1b con la gestione standard dei pazienti con SM a decorso RR. Lo studio si basava sulla costruzione di un modello fondato sui dati delle sperimentazioni cliniche sull'IFNβ-1b disponibili fino al 1997 e sui dati pubbli-

Tabella 1. Principali problemi nella scelta di modelli utili all'analisi farmacoeconomica nella SM

Come si devono definire i principali stadi nella progressione della malattia?

Quali sono i gruppi di pazienti da analizzare?

In quale arco di tempo, o stadio della malattia, il modello dovrebbe considerare la progressione della malattia?

Il modello dovrebbe focalizzarsi sulla progressione della malattia o piuttosto sulle recidive negli stadi più precoci della malattia?

Come è possibile calcolare il tasso di progressione della disabilità in base ai dati epidemiologici disponibili sulla storia naturale della malattia?

Come può essere evidenziata la QdV nell'ambito del modello prescelto?

Nei pazienti che proseguono/cessano la terapia, come può essere desunto il comportamento nel lungo termine in base ai dati che derivano dalle sperimentazioni cliniche e dagli studi epidemiologici?

QdV, qualità di vita

cati sulla storia naturale della SM a decorso RR. Tali dati venivano collegati con le informazioni sui costi e sulla QdV derivanti da un campione di 102 pazienti con SM residenti nell'Inghilterra settentrionale. I pazienti venivano distinti in un gruppo "con ricadute recenti" e un gruppo "in remissione", identificati sulla base delle cartelle cliniche del paziente. La QdV era valutata utilizzando come strumento il Multiple Sclerosis Quality of Life (MSQOL-54) [6], uno strumento specifico per la SM, e l'Euro-QOL (EQ-5D) [7], uno strumento generico. I risultati dello studio mostravano che i pazienti con SM avevano una peggiore QdV confrontati alla popolazione generale e che, in particolare, il gruppo di pazienti "con ricadute recenti" aveva una peggior QdV rispetto a quello "in remissione". Inoltre, punteggi di disabilità maggiori sulla EDSS erano significativamente associati a una peggiore QdV. I costi diretti risultavano maggiori nel gruppo "con ricadute recenti" rispetto al gruppo "in remissione" e correlavano con il livello di disabilità neurologica. La miglior stima del rapporto costo-efficacia nell'arco di 5 anni era £ 28.700 per ogni recidiva evitata, producendo un rapporto costo-utilità di £ 809.900 per QALY guadagnato ($ USA 1.226.990). Considerando i possibili effetti sulla progressione della malattia nell'arco di 5 anni, si otteneva un rapporto costo-utilità pari a £ 328.300 per QALY guadagnato ($ USA 497.370). L'analisi estesa ad un periodo di 10 anni produceva stime lievemente più favorevoli del rapporto costo-utilità, pari a £ 228.300 ($ USA 345.870).

Sempre utilizzando la prospettiva del sistema sanitario, Forbes e coll. [8] hanno valutato in un ulteriore studio il rapporto costo-utilità dell'IFNβ-1b nella SM ad andamento SP, utilizzando un modello basato su dati di popolazione. I dati di efficacia erano ricavati dallo studio europeo sull'IFNβ-1b nella SM a decorso SP [9]. La coorte in studio era rappresentata da 132 soggetti ambulatoriali con SM a decorso SP residenti nella regione Tayside, in Scozia, nel 1993. I costi erano derivati dalle informazioni fornite da 672 membri della Società Sclerosi Multipla della Gran Bretagna e dell'Irlanda del Nord. Per calcolare i QALYs, veniva impiegato un questionario postale, in cui i soggetti dovevano indicare la loro autonomia nella deambulazione, e completare il questionario EQ-5D. In questo studio, per ritardare la dipendenza dalla sedia a rotelle in 1 paziente, 18 pazienti dovevano essere trattati per 30 mesi. Per ogni 18 soggetti trattati per 30 mesi, si sarebbero prevenute 6 ricadute, con un guadagno pari a 0,397 QALYs. Il costo per QALY guadagnato risultava pari a £ 1.024.667 ($ USA 1,5 milioni). Di conseguenza, il rapporto costo-utilità stimato in questo studio era sostanzialmente confrontabile a quello stimato nello studio di Parkin e coll. [4, 5] nell'analisi riguardante la SM a decorso RR.

Nuijten e coll. [10] hanno esaminato il rapporto costo-efficacia del trattamento con IFNβ confrontato con l'assenza di trattamento, utilizzando sia la prospettiva del sistema sanitario inglese nel 1998, sia la prospettiva della società. I dati sull'efficacia erano ricavati dagli studi pubblicati sulle forme RR e SP, mentre i dati sulle utilità e sui costi erano desunti da due studi trasversali. I risultati dimostravano che l'uso dell'IFNβ come terapia preventiva aumentava il costo medio per paziente da £ 51.214 a £ 221.436. L'efficacia aumentava da £ 24.9 QALYs a 28.2 QALYs, determinando un rapporto costo-utilità pari a £ 51.582 per QALY ($ USA 85.470). Questo rapporto risultava pertanto sostanzialmente inferiore rispetto alle stime pubblicate da Parkin e coll. [4,5]. Tale differenza può essere giustificata dal periodo di osservazione più prolungato, poiché lo studio prevedeva la prosecuzione del trattamento con IFNβ nei pazienti con SMSP. Dal punto di vista della società, il costo medio di un paziente con SM era £ 473.115 ($ USA 783.950) nel gruppo in terapia con IFNβ rispetto a £ 322.499 ($ USA 534.380) nel gruppo non trattato. L'impiego della terapia interferonica riduceva sostanzialmente gli altri costi da £ 322.499 a £ 293.748.

Uno studio canadese [11] ha analizzato il rapporto costo-efficacia dell'IFNβ-1b nel rallentare la progressione della disabilità nella SM a decorso RR utilizzando i dati dello studio IFNβ-1b Study Group [12]. Per quanto riguarda i costi della terapia e gli esiti clinici, veniva elaborato un modello basato su una coorte di 1.000 donne e 1.000 uomini seguiti per 40 anni dall'inizio della malattia. Gli anni di disabilità evitati costituivano il principale esito analizzato. Veniva usata la prospettiva del sistema sanitario, utilizzando dati di uno studio di popolazione in Nuova Scozia [13]. Per le donne con SM, il trattamento interferonico riduceva gli anni di disabilità nel corso della vita del 10%. I costi per ogni anno di disabilità evitato erano piuttosto elevati, ammontando a 189.230 dollari canadesi ($ USA124.892). Utilizzando questionari di QdV sia generici che specifici per la SM, si ottenevano stime simili.

Nel complesso, tutti gli studi descritti fino ad ora tendono a suggerire che, sebbene la terapia con IFNβ sia associata a dei vantaggi rispetto all'assenza di terapia, a causa dei costi elevati, tale trattamento può non essere pienamente giustificato dal punto di vista del sistema sanitario nazionale.

Kendrik e Johnson [14] hanno argomentato d'altro canto che analisi che considerino solo gli effetti a breve o medio termine della terapia e che non tengano conto dei costi sociali della malattia possono essere fuorvianti. Il modello valutati da questi autori era basato sull'ipotesi che il ritardo nella progressione della disabilità evidenziato nelle sperimentazioni cliniche possa continuare nel tempo, finchè si protrae il trattamento, grazie al contenimento dell'infiammazione, della demielinizzazione e del danno assonale prodotto dalla terapia. Una seconda assunzione del modello è che i vantaggi della terapia nel rallentare la progressione possano continuare anche dopo la cessazione della terapia stessa. Usando i dati estrapolati dalle sperimentazioni cliniche insieme a dati di uno studio economico condotto in Gran Bretagna [15] gli autori calcolavano i costi annui legati alla progressione della disabilità sulla EDSS, sia dal punto di vista del governo sia della società, confrontando la gestione standard del paziente con la terapia con IFNβ-1a. Negli anni iniziali, i costi annui della terapia con IFNβ-1a eccedevano quelli del trattamento standard. A partire dal settimo anno, l'aumento della disabilità determinava un'equivalenza dei costi della terapia interferonica con quelli del trattamento standard e, a partire dal dodicesimo anno, i due costi convergevano. Quindi, a partire dal dodicesimo anno di terapia si realizzerebbe un significativo risparmio nella spesa.

Anche Phillips e coll. [16] considerano che modelli basati sul lungo termine e che tengano in considerazione i costi sociali siano più appropriati nell'analisi farmacoeconomica di malattie croniche. Il loro studio considerava l'efficacia a lungo termine dell'IFNβ-1b nella SM a decorso RR. I dati delle sperimentazioni cliniche, quelli degli studi di storia naturale, quelli sui costi e sulla QdV, misurata in base all'EQ-5D, erano combinati in un modello che considerava un arco di 20 anni e che teneva in considerazione diversi livelli di gravità, il numero, la gravità e la durata delle ricadute, inoltre la probabilità e la rapidità della progressione della malattia. In questo studio i costi per ogni QALY guadagnato mostravano un profilo più favorevole, risultando pari a £ 8.100 ($ USA 12.270).

Due studi ulteriori sull'IFNβ-1b sono stati condotti in Svezia da Kobelt e coll. [17, 18]. Nel primo di questi studi [17], la probabilità di transizione ai diversi livelli di gravità veniva calcolata dai dati delle sperimentazioni nei primi 3 anni ed estrapolata a 10 anni, in base al tasso medio di progressione che nelle sperimentazioni presentava il gruppo trattato con placebo. I costi e le utilità venivano calcolati in base a uno studio trasversale di popolazione condotto in Svezia [19]. Considerando la totalità dei costi (costi diretti, assistenza informale, e costi indiretti), il costo aggiuntivo per QALY era pari a SEK 342.700 ($ USA 39.250). Escludendo i costi indiretti, il costo per QALY aumentava a SEK 542.000 ($ USA 62.100). Il secondo studio [18] comprendeva dati sulla storia naturale della malattia basati su un'ampia popolazione canadese [20, 21]. Il calcolo dei costi e delle utilità era condotto analogamente allo studio precedente. Il risparmio complessivo ammontava a SEK 177.400 ($ USA 17.740), di cui SEK 11.600 ($ USA 1.160) erano legati alla riduzione del numero delle ricadute. Considerando i costi diretti (includendo l'assistenza informale), il risparmio ammontava a SEK 150.300 ($ USA 15.000), dei quali SEK 9.700 ($ USA 970) erano legati alla riduzione del numero delle ricadute. Il costo per QALY era stimato pari a SEK 257.000 ($ USA 25.700) rispetto a SEK 342.000 ($ USA 39.250) stimati nello studio precedente [17]. Il miglioramento del rapporto costo-utilità nel secondo studio era essenzialmente legato al maggior guadagno in QALY col trattamento (0,217 vs 0,162), quando si usavano i dati epidemiologici sulla storia naturale di malattia piuttosto che i dati estrapolati dalle sperimentazioni cliniche. Gli autori concludono pertanto che gli studi basati sui diversi tipi di dati possono evidenziare risultati diversi. Nelle sperimentazioni sulla SM a decorso SP, i pazienti sono generalmente reclutati in base alla progressione della disabilità nel periodo pre-studio (generalmente 1 o 2 anni), con l'assunzione che la disabilità continuerà a progredire alla stessa velocità negli anni successivi. Analogamente, quando i dati vengono estrapolati per una durata superiore a quella della sperimentazione, l'assunzione è che il tasso di progressione nel tempo rimanga invariato. Entrambe le assunzioni possono non essere valide, e possono condurre a sottostimare il vero tasso di progressione della disabilità, e quindi i benefici potenziali del trattamento con IFNβ nel lungo termine.

Glatiramer acetato

Il rapporto costo-efficacia del glatiramer acetato (GA) rispetto al trattamento standard è stato preliminarmente valutato da Nicholson e Milne [22]. I costi della terapia erano forniti dall'industria farmaceutica (all'epoca dello studio il farmaco non era ancora sul mercato) e gli ulteriori costi per le visite ambulatoriali erano assunti uguali a quelli della terapia con IFNβ. I costi totali per 100 pazienti nell'arco di 2 anni erano circa £ 2 milioni. Sulla base del numero di ricadute evitate (n=49) per 100 pazienti nella sperimentazione sul GA [23], si assumeva che il 50% delle ricadute richiedesse l'ospedalizzazione del paziente. Per 100 pazienti, la terapia con GA produceva quindi un risparmio complessivo di £ 24.000 (stimando il costo dell'ospedalizzazione £ 997). Non venivano stimati i risparmi dovuti all'eventuale riduzione della disabilità nel lungo termine. La gravità delle ricadute può variare significativamente, ma le sperimentazioni non fornivano questo dato, pertanto i QALYs risparmiati grazie alla terapia con GA nell'arco di 2 anni per 100 pazienti venivano stimati 0,55-4,026. In base alla stima dei costi della terapia e dei risparmi, i costi totali (meno i risparmi) erano al di sotto di £ 2 milioni per 100 pazienti. Il rapporto costo/QALY variava da £ 496.000 ($ USA 782.936) a £ 3,6 milioni. Queste stime dovrebbero essere interpretate con cautela poiché si basano su diverse assunzioni la cui validità non è stata testata.

Più recentemente, Bose e coll. [24] hanno sviluppato un modello economico basato sui dati della sperimentazione sul GA nella SM a decorso RR [23], associati ai dati di storia naturale. In un'analisi estesa a 8 anni, il costo per ricaduta evitata e il costo per disabilità evitata era rispettivamente £ 11.000 e £ 8.862. Il costo per QALY variava da £ 22.586 ($ USA 34.217) a £ 64.636, a seconda della diversa durata delle ricadute. Gli autori concludevano che in base ai dati del loro studio, la terapia con GA può essere considerata vantaggiosa rispetto alla sola terapia supportiva.

Confronto tra i nuovi farmaci

Negli ultimi anni sono stati pubblicati i primi studi che tentano un'analisi comparativa del rapporto costo-efficacia nell'impiego dei diversi farmaci attualmente disponibili per la SM.

Uno studio condotto negli Stati Uniti [25] ha confrontato il rapporto costo-utilità del mitoxantrone somministrato e.v. ogni 3 mesi, dell'IFNβ-1b somministrato s.c. a giorni alterni, e della terapia di supporto tradizionale, dal punto di vista sia dell'assicuratore (includendo solo i costi diretti) sia della società (includendo sia i costi diretti sia quelli indiretti). Nel modello adottato dallo studio i pazienti avevano un punteggio EDSS di 3 e la loro progressione veniva seguita per 10 anni. La probabilità di transizione da un livello di disabilità all'altro era calcolata in base ai dati delle sperimentazioni cliniche. A causa della mancanza di dati aggiornati sui costi di malattia negli Stati Uniti, questo tipo di informazione era ricavata da diverse fonti, mentre le misure di utilità erano estrapolate dallo studio di Parkin e coll. [4]. Dal punto di vista dell'assicuratore, il rapporto costo-utilità del mitoxantrone rispetto alla semplice terapia di supporto era $ USA 58.272 per QALY guadagnato. Dal punto di vista della società, il mitoxantrone risultava essere vantaggioso rispetto alla semplice terapia di supporto. Confrontato alla terapia di supporto, utilizzando la prospettiva dell'assicuratore e della società, il rapporto costo-utilità dell'IFNβ-1b per QALY guadagnato risultava pari a $ USA 338.738, e, rispettivamente, a $ USA 245.700. Rispetto al mitoxantrone, dal punto di vista dell'assicuratore e della società, il mitoxantrone era giudicato più efficiente rispetto all'IFNβ-1b. Tuttavia, nella scelta tra i due farmaci vanno presi nella giusta considerazione anche altri elementi, quali il profilo di tollerabilità e gli effetti collaterali, la modalità di somministrazione e la preferenza dei pazienti. Inoltre, nel confrontare i due trattamenti si deve tener conto del fatto che, nella pratica clinica, l'IFNβ è spesso iniziato in uno stadio precoce di malattia, mentre il mitoxantrone è generalmente riservato a pazienti in fase più avanzata di malattia.

Due ulteriori studi [26, 27] di confronto tra IFNβ e GA nei pazienti con andamento RR hanno in via preliminare suggerito un rapporto costo-beneficio lievemente a vantaggio del GA.

Recentemente, l'Istituto NICE (*National Institute for Clinical Excellence*) in Gran Bretagna ha commissionato uno studio comparativo di valutazione del rapporto costo-efficacia con l'impiego dell'IFNβ e del GA, sia nella terapia delle forme RR sia delle forme SP. In questo studio metodologicamente rigoroso [28], l'efficacia delle terapie era applicata a un modello che riguardava sia le ricadute che la progressione per un lungo arco di tempo, oltre la durata delle sperimentazioni terapeutiche, con l'assunzione che l'effetto dei farmaci si mantenga inalterato nel tempo (non diminuisca né aumenti). Un'altra importante assunzione era che i pazienti che cessano di assumere la terapia continuino a progredire al tasso di progressione osservato nella storia naturale della malattia nell'ampia serie canadese [20, 21], ma mantengano i vantaggi ottenuti dalla terapia in assenza di ulteriori costi. Il tasso di ricaduta era ricavato da uno studio di coorte [29]. I dati di efficacia erano ricavati dalle sperimentazioni cliniche pubblicate, oltre che da una re-analisi dei dati pubblicati per tre prodotti. I costi relativi alla disabilità e alle ricadute erano stimati da dati nazionali che riguardavano 622 cartelle cliniche [30]. Infine, i dati sulla QdV misurata con l'EQ-5D erano derivati da una casistica nazionale riguardante 1552 pazienti. I fattori principali nel determinare il rapporto costo-efficacia risultavano essere il costo del prodotto, l'effetto delle terapie sulla progressione, e l'intervallo di tempo considerato. In particolare, le stime del rapporto costo-efficacia miglioravano sensibilmente all'aumentare dell'intervallo di tempo. Le stime a 5 anni erano in linea generale confrontabili a quelle pubblicate in studi precedenti [4, 5], mentre dopo 20 anni, con qualunque delle terapie considerate, esse erano notevolmente più basse, variando da £ 42.000 ($ USA66.469) a £ 98.000 per QALY guadagnato (Tabella 2).

Tabella 2. Costi per QALY guadagnato per quattro terapie confrontate al solo trattamento di supporto (modificata da Chilcott e coll. [28])

Terapia	Decorso della SM	£	Tasso di sconto del 6% (£)
IFNβ-1a (Avonex)	RR	42.041	73.137
IFNβ-1a (Rebif 22 μg)	RR	60.963	105.718
IFNβ-1a (Rebif 44 μg)	RR	71.732	124.034
IFNβ-1b (Betaferon)	RR	49.664	86.127
Glatiramer acetato	RR	97.636	168.539
IFNβ-1b (Betaferon)	RR e SP	44.390	78.722

SM, sclerosi multipla; *IFNβ*, Interferoneβ; *RR*, recidivante-remittente; *SP*, secondariamente progressivo

Bibliografia

1. Holloway RG (1996) Cost-effectiveness analysis: what is it and how will it influence neurology. Ann Neurol 39(6):818-823
2. Richards RG, Sampson FC, Beard SM, Tappenden P (2002) A review of the natural history and epidemiology of multiple sclerosis: implications for resource allocation and health economic models. Health Technol Assess 6(10):3-73
3. Clegg A, Bryant J, Milne R (2000) Disease-modifying drugs for multiple sclerosis: a rapid and systematic review. Health Technol Assess 4(9):i-iv, 1-101
4. Parkin D, McNamee P, Jacoby A et al (1998) A cost-utility analysis of interferon beta for multiple sclerosis. Health Technol Assess 2(4):3-54
5. Parkin D, Jacoby A, McNamee P et al (2000) Treatment of multiple sclerosis with interferon b: an appraisal of cost-effectiveness and quality of life. JNNP 68(2):144-149
6. Vickrey BG, Hays RD, Harooni R et al (1995) A health-related quality of life measure for multiple sclerosis. Qual Life Res 4(3):187-206
7. Williams A (1995) The role of the EUROQOL instrument in QALY calculations. Centre for Health Economics, University of York, York
8. Forbes RB, Lees A, Waugh N, Swingler RJ (1999) Population-based cost utility study of interferon beta 1b in secondary progressive multiple sclerosis. BMJ 319(7224):1529-1533
9. European study group on interferon beta-1b in secondary progressive MS (1998) Placebo-controlled multicentre randomized trial of interferon β-1b in treatment of secondary progressive multiple sclerosis. Lancet 352(9139):1491-1497
10. Nuijten MJ, Hutton J (2002) Cost-effectiveness analysis of interferon beta in multiple sclerosis: a Markov process analysis. Value Health 5(1):44-54
11. Brown MG, Murray TJ, Sketris IS et al (2000) Cost-effectiveness of interferon beta-1b in slowing multiple sclerosis disability progression: first estimates. Int J Technol Assess Health Care 16(3):751-767

12. The IFNB multiple sclerosis study group (1993) Interferon beta-1b is effective in relapsing-remitting multiple sclerosis. I. Clinical results of a multicenter, randomized, double-blind, placebocontrolled trial. Neurology 43(4):655-661
13. Sketris IS, Brown MG, Murray TJ et al (1996) Drug therapy in multiple sclerosis. A study of Nova Scotia Senior citizens. Clin Therapeutics 18(2):303-318
14. Kendrick M, Johnson KI (2000) Long-term treatment of multiple sclerosis with interferon-â may be cost effective. Pharmacoeconomics 18(1):45-53
15. Murphy N, Confavreux C, Haas J et al (1998) Economic evaluation of multiple sclerosis in the UK, Germany and France. Pharmacoeconomics 13:607-622
16. Phillips CJ, Gilmour L, Gale R, Palmer M (2001) A cost utility model of interferon beta 1b in the treatment of relapsing-remitting multiple sclerosis. J Med Econ 4:35-50
17. Kobelt G, Jonsson L, Henriksson F et al (2000) Cost-utility analysis of interferon beta-1b in secondary progressive multiple sclerosis. Int J Technol Assess Health Care 16(3):768-780
18. Kobelt G, Jonsson L, Miltenburger C, Jonsson B (2002) Cost-utility analysis of interferon beta-1b in secondary progressive multiple sclerosis using natural history disease data. Int J Technol Assess Health care 18(1):127-138
19. Henriksson F, Jonsson B (1998) The economic cost of multiple sclerosis in Sweden in 1994. Pharmacoeconomics 13:597-606
20. Weinshenker BG, Brass B, Rice GP et al (1989) The natural history of multiple sclerosis: A geographically based study, I: Clinical course and disability. Brain 112(6):133-146
21. Weinshenker BG, rice GP. Noseworthy JH et al (1991) The natural history of multiple sclerosis: A geographically based study, II: Multivariate analysis of predictive factors and models of outcome. Brain 114(2):1045-1056
22. Nicholson T, Milne R (1996) Copolymer 1 in relapsing-remitting multiple sclerosis. (Report n. 63) Wessex Institute for Health Research and Development. Development and Evaluation Committee, Southampton
23. Johnson KP, Brooks BR, Cohen JA et al (1995) Copolymer 1 reduces relapse rate and improves disability in relapsing remitting multiple sclerosis: results of the phase III multicenter, doubleblind, placebo-controlled trial. Neurology 45(7):1268-1276
24. Bose U, Ladkani D, Burrell A, Sharief M (2001) Cost-effectiveness analysis of glatiramer acetate in the treatment of relapsing-remitting multiple sclerosis. J Med Econ 4:207-219
25. Touchette DR, Durgin TL, Wankle LA, Goodkin DE (2003) A cost-utility analysis of mitoxantrone hydrochloride and interferon beta-1b in secondary progressive or progressive-relapsing multiple sclerosis. Clin Therapeutics 25(2):611-634
26. Rubio-Terres C, Aristegui RI, Medina Redondo F, Izquierdo A (2003) Cost-utility analysis of multiple sclerosis treatment with glatiramer acetate or interferon beta in Spain. Farm Hosp 27(3):159-165
27. Hollendorf DA, Jilinskaia E, Oleen-Burkey M (2002) Clinical and economic impact of glatiramer acetate versus beta interferon therapy among patients with multiple sclerosis in a managed care population. J Manag Care Pharm 8(6):469-476
28. Chilcott J, McCabe C, Tappenden P et al (2003) Modelling the cost effectiveness of interferon beta and glatiramer acetate in the management of multiple sclerosis. BMJ 326(7388):522-527
29. Patzold U, Pocklington PR (1982) Course of multiple sclerosis: first results of a prospective study carried out on 102 MS patients from 1976-80. Acta Neurol Scand 65(4):248-266

30. Kobelt G, Lindgren P, Parkin D et al. Costs and quality of life in multiple sclerosis. A cross-sectional observational study in the UK. Scandinavian working papers in Economics 2000 (http://swopec.hhs.se/hastef/papers/hastef0398.pdf)

Conclusioni

M.P. Amato

Nonostante le differenze nell'impostazione metodologica dei diversi studi e nell'assetto del sistema sanitario nei diversi Paesi, i principali studi sui costi di malattia condotti prima dell'introduzione sul mercato dei nuovi farmaci per la SM hanno confermato in modo consistente alcuni dati:
- la SM costituisce un carico economico notevole per la società;
- i costi indiretti e i costi dell'assistenza informale superano di larga misura i costi diretti;
- esiste una stretta correlazione tra i costi e il livello di disabilità del paziente;
- questa correlazione dipende soprattutto dall'incremento dei costi indiretti legati alla perdita di produttività del paziente e del *care-giver*.

In seguito all'introduzione dei nuovi farmaci per la SM, si è realizzato un crescente interesse per la valutazione del rapporto costo-efficacia con l'uso di queste terapie. Nonostante alcuni limiti metodologici degli studi pubblicati, è possibile trarre alcune considerazioni generali dall'analisi degli studi farmacoeconomici condotti fino ad ora:
- poiché molti dei costi legati alla SM si verificano al di fuori del sistema sanitario, gli studi che hanno adottato unicamente la prospettiva del sistema sanitario forniscono stime piuttosto sfavorevoli, soprattutto nel breve termine. D'altro canto, le analisi che hanno adottato la prospettiva della società, includendo i costi indiretti e quelli legati all'assistenza informale, tendono a dimostrare maggiori risparmi legati alla terapia. Questa "tensione" tra il punto di vista del sistema sanitario e quello della società è ben esemplificato dal recente dibattito in Gran Bretagna. In questo Paese, il NICE ha fissato come rapporto costo-efficacia di riferimento il valore di £ 30.000 per QALY. Pertanto, servizi e terapie con un rapporto al di sotto di questa soglia dovrebbero essere forniti al paziente dal sistema sanitario pubblico, mentre quelli che si collocano al di sopra di tale valore non dovrebbero essere erogati. L'Istituto concludeva che, in linea generale, la terapia della SM con IFNβ

non risulterebbe efficiente in rapporto ai costi. Il rapporto costo-efficacia, tuttavia, non è l'unico aspetto preso in considerazione. Per esempio, il NICE aveva deciso a favore dell'uso del riluzolo nella terapia della malattia del motoneurone, nonostante che il rapporto costo-efficacia per QALY guadagnato fosse variabile da £ 34.000 a 43.500, tenendo in considerazione la gravità della malattia e la breve aspettativa di vita dei pazienti. Associazioni di pazienti in Gran Bretagna e in Galles hanno espresso la propria preoccupazione per questo atteggiamento, e l'Associazione nazionale per la SM ha pubblicato una risposta critica rispetto alle direttive dell'Istituto. In particolare, si critica l'attenzione selettiva per i costi che gravano sul sistema pubblico e il fatto che non siano considerati i costi che ricadono sulle famiglie in una più ampia e corretta prospettiva sociale, trattandosi di una patologia cronica e invalidante che colpisce giovani adulti.

In generale, gli studi pubblicati tendono a mostrare che il rapporto costo-beneficio tende a migliorare nel lungo termine. A questo riguardo, hanno un'importanza decisiva le diverse assunzioni dello studio circa i benefici clinici legati alla terapia. In particolare, i risultati si modificano a seconda delle assunzioni riguardanti il comportamento nel lungo termine dei pazienti che proseguono la terapia o che cessano la terapia.

Esistono obiettive difficoltà nel valutare i benefici delle terapie nel lungo termine. Infatti, i dati sull'evoluzione della malattia nel lungo termine sono attualmente estrapolati dalle sperimentazioni cliniche, e da studi di storia naturale condotti nel passato. Questa difficoltà è generata dall'assenza di studi prospettici di prognosi che valutino come la storia di malattia nel lungo termine si sia modificata dopo l'introduzione dei nuovi farmaci per la SM, particolarmente rispetto alla progressione della disabilità. Negli anni futuri, per una valutazione più accurata del reale rapporto costo-beneficio nell'impiego di tali terapie, sarà essenziale la raccolta di queste informazioni in ampi studi prospettici, basati su misure di prognosi valide e riproducibili.

Infine, la ricerca negli anni a venire dovrà sviluppare studi comparativi che includano anche il confronto tra le nuove strategie terapeutiche immunomodulanti e i tradizionali farmaci immunosoppressori.

Indice analitico

Analisi costo-benficio 29
    costo-efficacia 27
    costo-utilità 28
    di minimizzazione dei costi 27

Calcolo del capitale umano 10

Cost effectivness ratio (CER) 27
    incremental CER 27
    marginal CER 27

Costi di malattia 5
    diretti 7
    identificazione 8
    indiretti 7
        valorizzazione 10
    intangibili 7
    misurazione 9
    valutazione 9

Farmaci 2, 33
    copolimero 37
    interferone beta 33
    mitoxantrone 38

Friction cost 11
    period 11

Modelli sanitari 29
    analisi decisionale 30
    estrapolazione 29
    Markov 30
    Monte Carlo 31

Mu.S.I.C. 17

QALY 28

Sclerosi multipla 1
Studi bottom-up 9
    di incidenza 8
    di prevalenza 8
    top-down 9
Studi farmacoeconomici Europei 13
    italiani 17
    Nord-Americani 14

willingness-to-pay 11

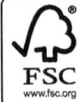

MIX
Papier aus verantwortungsvollen Quellen
Paper from responsible sources
FSC® C105338

If you have any concerns about our products,
you can contact us on
ProductSafety@springernature.com

In case Publisher is established outside the EU,
the EU authorized representative is:
**Springer Nature Customer Service Center GmbH
Europaplatz 3, 69115 Heidelberg, Germany**

Printed by Libri Plureos GmbH
in Hamburg, Germany